U0257576

谨以此书

献给即将开始一段人生新旅程的

乳腺癌姐妹们！

中国社会工作协会防治乳腺癌专项基金

携手·同行

——乳腺癌病友指引

徐光炜　编著

北京大学医学出版社

图书在版编目（CIP）数据

携手·同行：乳腺癌病友指引 / 徐光炜编著 . —北京：
北京大学医学出版社，2012.11

ISBN 978-7-5659-0463-9

Ⅰ . ①携… Ⅱ . ①徐… Ⅲ . ①乳腺癌—诊疗
Ⅳ . ① R737.9

中国版本图书馆 CIP 数据核字（2012）第 227888 号

封面图片出于『(c) IMAGEMORE Co., Ltd.』

携手·同行——乳腺癌病友指引

编　　著：徐光炜
出版发行：北京大学医学出版社（电话：010-82802230）
地　　址：（100191）北京市海淀区学院路 38 号　北京大学医学部院内
网　　址：http://www.pumpress.com.cn
E - m a i l：booksale@bjmu.edu.cn
印　　刷：北京圣彩虹制版印刷技术有限公司
经　　销：新华书店
责任编辑：安　林　责任校对：金彤文　责任印制：苗　旺
开　　本：880mm×1230mm　1/32　印张：6　字数：139 千字
版　　次：2012 年 11 月第 1 版　2013 年 6 月第 2 次印刷
书　　号：ISBN 978-7-5659-0463-9
定　　价：32.00 元

序

　　徐光炜教授是一名从事肿瘤防治研究四十余年的专家，也是国内较早开始关注癌症预防和早诊的专业人士之一。他从 20 世纪 70 年代起即致力于乳腺癌的防治研究。2001 年从医院院长之位退下来后，更是将全部精力投入到乳腺癌的筛查、早诊、规范化治疗以及乳腺癌防治的科普宣传等社会公益活动当中。

　　更难能可贵的是，作为肿瘤医学专家，徐光炜教授也是国内最早开始关注癌症生存者这一特殊群体的专业人士之一，倡导医患携手，科学抗癌。自 20 世纪 90 年代初，他即身体力行，走进癌症患者这一特殊群体，为他们提供治疗及康复期的科学指导，并积极创造条件，成立了我国第一个在专业医生指导下、以癌症患者为成员的群众性抗癌社会团体——中国抗癌协会癌症康复会。

　　2007 年，徐光炜教授在中国社会工作协会下成立了乳腺癌防治专项基金，致力于乳腺癌防治的科学研究、专业培训、科普教育和病友关爱。乳腺癌患者是癌症生存者中的一大群体，也是徐光炜教授一直关注的群体。从专业的角度引导这些病友正确面对疾病，实施科学规范的治疗，并为他们解答治疗及康复期的种种疑问，提供力所能及的帮助，是该书出版的初衷。定名为《携手·同行》，其意也在于此。"携手"不仅仅是指医患携手，来自家庭亲人的关爱，来自朋友同事的鼓励，来自社会各方面的支持，都是帮助各位病友战胜疾病的重要力量。该书立足于以病人为本的思想，从患病后的诊疗过程出发，以作者多年来的临床经验，就病人可能存在的疑虑，不仅从专业知识方面予以释疑解惑，而且还与心理疏导相结合，深入浅出地予以科学的解释阐明，使患者在获得科学知识的同时，对自己的疾病及其每一阶段可能遭遇的挑战了然于胸，从而更增强战胜疾病的信心。这是一本特别值得向广大乳腺癌患者及其亲友推荐的科普读物。

愿每一位病友都能与医生以及所有关爱你的人们一起携手，同行在与疾病斗争的道路上，相信阅读此书后，你会获得更多战胜疾病的勇气和力量。

中华预防医学会　会长

中国工程院　院士

2012 年 8 月 31 日

前言

　　乳腺癌已日益成为一受社会关注的健康课题。有鉴于此，我曾于多年前与友人一起编著了《关爱乳房》一书，以飨读者。也曾发起并组织了"百万妇女乳腺筛查工程"，以唤起人们对乳腺癌早期发现的重视，盼藉此萤火之光，能对阻遏乳腺癌危害的方兴未艾之势有所助益。

　　遗憾的是，在过去的六年期间，乳腺癌的发病有增无减，大有步西方后尘之势。稍能令人告慰的是乳腺癌的疗效近年有所提高，其病死率已从24%（2005年）降至21.6%（2007年）。颇感在加强乳腺癌预防及早期诊断工作的同时，应加强对已患此疾女性的帮助和指导，使她们尽早摆脱情绪上的困扰，了解全部治疗过程可能面临的挑战以及应对之策，助其在无所适从中作出科学的决策，争取最佳的治疗效果。

全书按发病后的诊治程序分为：迎接人生新挑战、乳腺癌的治疗、乳腺癌康复期、转移性乳腺癌共四篇，试图从患者的角度逐一加以阐述。按照"不怕死、争取活、不在乎、不马虎"的 12 字抗癌格言，以期达到最后战而胜之的目的。

书中有十二位乳腺癌病友与我们共同分享了她们对疾病的感悟，以及顽强与疾病抗争的心语。她们曾经以亲身经历的故事激励了众多乳腺癌姐妹勇敢地与疾病作斗争，如今，她们依然活跃在各自工作和生活的舞台上，并继续为广大乳腺癌病友奉献着爱心。感谢她们！希望更多的乳腺癌病友加入她们，与我们一起传递关爱、传递力量、传递希望！

徐兵妹

2012 年 2 月

第一篇 迎接人生新挑战

第二篇 乳腺癌的治疗

之一 新辅助化疗

之二 外科手术

之三　术后化疗

之四　放射治疗

之五　内分泌治疗

之六　靶向治疗

之七　治疗期间须注意的副作用

第三篇　乳腺癌康复期

第四篇　转移性乳腺癌

第一篇

迎接人生新挑战

　　"怎么可能？！我怎么会得乳腺癌？"这往往是一些女性在做X线或超声检查后被医生告知有可能患癌后的第一个反应，总感觉"乳腺癌"离自己很远，不可能这么"低概率"的事情被自己赶上。个别者甚至在得到这样的诊断后，思想一时难以接受，既不去做进一步检查以确诊，害怕此"可能"变为现实而讳"癌"忌医，又忌讳提及"癌"字，畏之如虎。这种非理性的情绪化处理显然于己无益，应尽快加以调整，使自己冷静下来。而一旦正确面对后，随之而来的常会有委屈的情绪，总感自己倒霉，没做亏心事，何以遭此"报应"？这无疑又是一种对疾病的不正确认识，总认为患癌症是"遭天谴"所致。

　　其实，乳腺癌是一与生活方式密切相关的疾病，只有少部分人由于携带乳腺癌遗传基因而较常人更容易患乳腺癌，大多数乳腺癌的发生是由多种因素综合作用的结果，中国乳腺癌发病近三十多年的演变也证明了这一点。乳腺癌不同于其他慢性疾病，既无前驱症状，又常在体健且从事正常工作或生活的情况下悄然袭来，因此毫无思想准备而甚感意外。其实，骤然患病后需要您去面对的事情甚多，应排除这些不良情绪的干扰，调整自己的心态，以集中精力迎接人生新的挑战。

1. 遭遇乳腺癌

您可知乳腺癌在现今社会是一"时髦病"，在西方世界每 8 名妇女中就有 1 名终其一生会患乳腺癌。其确切病因虽还不甚清楚，但显然与生活、营养、婚育等状况有关，所以该病是一"富贵病"，多见于经济发达、生活富裕的城市，而少见于经济落后的贫困地区。我国随着经济生活水平的提高，生活节奏的加快，以及晚婚不育等习俗的普及，乳腺癌正呈急骤增加的态势。以北京市为例，从 2004–2009 年的五年期间，乳腺癌的发病增加了 47%，其发病趋势正在向西方世界的水平迈进。如此众多的妇女罹患此疾，岂能均归因于天谴？再扩大言之，进入 21 世纪，癌症已成为人类的第一死因，尤其以生活在城市的 40～65 岁年龄段的人群为甚，几乎占死因的 1/4。随着癌症发病的日增及医学的进步，治愈率也在提高。因此，癌症新发病人及癌症治愈后的存活者实是社会上一庞大的群体。相信在您的亲友中，不乏癌症患者，因此在与癌症作斗争的过程中您并非是孤立的"倒霉者"。乳腺癌虽有众多的高危因素，但这些均是流行病学调研的结果，也是我们应加以注意的，但在众多的乳腺癌患者中，绝大多数是不具备高危因素的，具有家族史的乳腺癌患者也仅 10% 左右。尤其，随着科技的发展，乳腺癌的诊疗水平有很大的提高，当然，发现

病友♥语：

2000 年 1 月，一个令人刻骨铭心的寒冷的冬季，它改变了我的人生轨迹。我偶然发现右乳上有一个硬块，第二天下了夜班赶去医院就诊，确诊为"右乳癌"。真是晴天霹雳！回到家中，夫妻抱头痛哭，真是天塌地陷的感觉，痛苦中渗透着绝望。

——郭忠秀

现在回想起来，那天还真是个非常普通的日子，一点也没有要发生大事的预示。即便是一夜做了十个梦，一个都不会告诉我会得癌症的。况且那天夜里我睡得格外好。因为这样的好睡眠，我又有了一个热爱生活的理由。

——宁平

愈早、治疗又得当，治愈的概率也就更大。因此，当您被诊断为乳腺癌时，应采取"既来之，则安之"，调动一切积极因素，严阵以待疾病的挑战，科学地加以应对，争取最好的治疗效果，才是上策。

2. 正确对待——既来之，则安之

我们知道，这句话说起来容易，但对于每一位要经受一段人生不寻常"旅程"的病友们来说，的确不容易做到。通过与众多癌友的接触，我们了解到，那些具有更好的心理素质，所谓"想得开的人"，在经过短暂的忧伤和惶恐之后，通常能够更快地回到现实当中，正确面对疾病的挑战；而那些短时间内不能摆脱精神困扰的人，在经历了漫长的惊恐、愤怒，甚至怨天尤人的痛苦历程后，最终也不得不接受"残酷"的现实。所以，与其在焦灼中度日如年，不如坦然面对，直面迎接人生一个新的挑战，这不仅有利于调整自己的心态，尽快从思想上投入这场没有硝烟的战斗，也将更多地从身体上和意志上给予自己更强大的力量抵抗疾病的困扰。有癌友有这样的体会，癌症给自己带来的不仅是痛苦，有时也会带来人生新的成长，因此，把癌症看作是上天磨炼我们以使我们更好地成长的一段人生历练也不失为一种积极的应对心态。其时，在与乳腺癌抗争的道路上，你也并不孤单，有同病相

病友♥语：

尽管我早已有思想准备，但当必须真正面对和接受这一事实时，我还是流下了眼泪。这眼泪不是害怕，不是懦弱，而是来自心灵深处对自己身体的一种心痛，因为自己没有注意保养和爱护自己的身体。它是我生命的部分，是我体验人生的一个重要载体。我做着深呼吸，放松自己，让自己静下来。

——郭健

我是个很会捡拾快乐的人，有本事在很平常的生活中捡拾到任何一点点可以给我快乐的理由。哪怕事情糟糕到无以复加的程度，哦，我也会谢天谢地，至少事情不会发展得更加糟糕了。

——宁平

怜姐妹们的陪伴，有成功战胜疾病的姐妹们与你携手同行，相信你一定能坚定地走下去。

由于疾病治疗或多或少会暂时改变我们的生活和工作轨迹，所以对于那些心中尚有一些琐事"纠结"的癌友来说，提前安排好自己治疗期间的工作和生活是一明智之举，因为，你会发现，当一切安排妥当之后，你会更加坦然面对疾病。让我们从了解乳腺癌的治疗开始，一起踏上与乳腺癌抗争的历程。

数字解读：

- 乳腺癌居全球女性恶性肿瘤第一位，全球每年发病138万；全球所有的癌症存活者中，乳腺癌患者约占1/3。

- 近20年来中国乳腺癌发病呈快速上升之态势，现为女性癌症发病第一位，估计年发病21.6万，占全部癌症新发病例的17.5%。

- 中国女性乳腺癌发病最高的城市为上海（68.58/10万）、大连（59.43/10万）、北京（57.60/10万），与发病率较低的地区可相差10余倍。

- 乳腺癌在中国农村发病率虽低于城市，但增速更高于城市；城市女性的发病率以每年3.9%的幅度增长，而农村女性则为6.3%。

- 预计中国乳腺癌发病仍将呈逐年升高趋势，至2015年，城市女性年发病为53.87/10万，而农村也将达40.14/10万。

3. 明确诊断为首要，如何加以确诊？

任何疾病在重视循证医学的今天，当以明确诊断为重，唯有这样，才可有的放矢地加以治疗。目前疾病的医学诊断可分为三个层次，即临床诊断、影像学诊断及组织病理学诊断。这是最基本的且必需的诊断步骤。当然还有更进一步的分子诊断等暂时不在此讨论。

所谓临床诊断即是您去门诊就诊后，医师从您介绍的病史及医师对您的询问及体检后的初步印象，然后根据医师的临床经验作出的判断。当然这种诊断是最初步的，即使有经验的医师对乳腺癌的诊断准确率可以很高，但一般也难以据此即施以治疗，缘因癌症的治疗常是破坏性的，对人体有较大损害，应尽量避免误诊而导致的误治，因此须作进一步的检查。一般先采用影像学诊断。常用的有 X 线乳腺摄片及超声检查，两者各有优缺点。

X 线乳腺摄片：在国际上最为通用，不但可发现乳腺内有无肿块，以及肿块的大小、形态及密度等，可得到明确的客观征象以助诊断，即使无肿块尚可发现钙化点，某些泥沙状的或小棒形态的常是恶性肿瘤的象征，所以此检查的好处是对医师的临床诊断加以验证，并可获得 X 线片的客观证据。不足之处是 X 线检查因乳腺组织内不同的结构影像重叠，而有一定的漏诊率或误诊率，且检查时须夹紧乳房，易产生疼痛等不适。当然从理论上讲，X 射线终究还是对人体有损害的。

超声检查：好处是无损伤，可短期内反复进行，而且可藉不同的操作手法作乳腺不同部位的断层扫描，因此高水平的专业医师用高灵敏度的仪器扫描检查时常可发现不易被 X 线检出的早期癌症，但其缺点是该检查方法对操作者的个体依赖性太强，颇难控制其质量。

最近国内研发的一种新仪器超声光散射乳腺检查仪：应用光散射技术对超声检查的结果加以定性化的质控，有可能提高超声检查的诊断准确率，但尚需待以时日加以验证。

此外，从技术层面来讲，MRI 检查的诊断灵敏度及准确率均优于前述两种检查，但由于该方法较费时且昂贵，故一般不是常规检查方法，临床上常在前两种方法检查后感觉可疑，既不能除外又不能肯定恶性的诊断，又对活检有顾虑时可作此检查，有助于对是否作活检进行决策。

影像学诊断方法对疾病的诊断有很大帮助，是必不可少的步骤，但由于前述的癌症治疗的特殊性。在进行治疗前还必须要作病理组织学检查加以确诊，以防万一误诊而造成终身遗恨。

病友♥语：

我被确诊为乳腺癌后，当时心里充满了恐惧和忧虑，心情十分沮丧。但是在住院期间亲眼见到一些人和事后，我有了理性的思考，使我很快从悲哀的情绪中走出来。

——闫宇红

在等待病理诊断结果的一个星期里，我的心情糟透了，吃不下，睡不着，整天胡思乱想。当时我的女儿只有 7 岁，上小学一年级，我不知该如何面对她。走在回家的路上，我的心情反倒平静了许多，从等待、不安、猜测、恐惧的日子里走过。而在最终等到"髓样癌"的残酷现实面前，我却出奇地镇静了。事实不可改变，我必须坦然去面对。

——曹俐俐

4. 肿瘤穿刺岂非风险太大? 为何作肿瘤穿刺?

【穿刺活检】就是应用穿刺针，刺入肿物组织内，利用负压吸力或切割刀，取得小块组织栓，制成病理切片，在显微镜下观察，作出诊断。

经常有病人因担心针吸或穿刺检查会造成癌细胞扩散而拒绝此类检查，其实这种担心是不必要的。大量临床研究的随诊资料证明，同样的病例，作术前穿刺的病例生存期并不受影响。在高度怀疑乳腺癌的状况下，既然明确病理诊断是施治前的必要步骤，那么，如何取得肿瘤组织以供检查就自然成为每一患者非常关心的大事了。当然，大家最关心的是万一真是癌症，不要因取材触动了肿瘤，引起癌细胞脱落，导致游离的癌细胞循血液、淋巴道甚或局部组织发生转移或种植，岂非雪上加霜，风险太大?

【超声引导下穿刺活检】是一种可以实时动态观察穿刺全过程的影像引导技术，定位准确且可避免穿刺损害胸壁。

术中冰冻切片检查：又称"快速活检"，这是一种比较传统的活检方法，尽量缩短活检至手术的间隔时间。病人住院后按作乳腺癌手术做好一切术前准备，手术开始后先取局部可疑组织送病理作冰冻切片检查，一般此检查须历时半小时左右，整个手术团队及病人均在手术室中安静等待。由于此切取活检常在局麻下操作，因此患者常在清醒的状态下等待此有关自身命运的最后决定，其忐忑不安的心情可想而知。一旦检查结果为恶性则随即继续作根治手术。这种检查的好处已如前述，但也有显著的缺点，一是冰冻切片与经典的石蜡切片相比，误差率显著较高，而且由于活检为良性的患者虽解除了虑为恶性之忧，但实际上是作了一次不必要的手术，岂非"劳民伤财"！于是，就有了细针穿刺细胞学检查的方法。

细针穿刺细胞学检查：又名"无损伤性穿刺"，是用普通肌肉注射用的细针，在局麻后作肿块负压穿刺，吸取少量细胞以作诊断，由于仅是细针穿刺此肿块取材，较之前述肿块切取活检的多个平面的损伤有"点"与"面"之别。也正因其取材较少，获取供诊断的讯息量显然不足，只见细胞不见组织犹如仅见树木不见森林，不但不能作病理组织学诊断，误诊率也就较高。现今在临床考虑为良性肿瘤时，偶然用之，一般已很少作恶性肿瘤的诊断之用。目前普遍应用的是粗针穿刺取材。

粗针穿刺：有人担心粗针穿刺损伤较大，的确，粗针因其针径较大，对皮肤及组织的损伤均较细针为大，也更容易引起癌细胞脱落的顾虑。但值得提出的是人的血液中有癌细胞并不意味转移，现已知在不少并无转移的癌症患者的血液中是可以找到癌细胞的，因为脱落的癌细胞可随时进入人体血循环，但很自然的就被自身的免疫细胞给吞噬了，只有癌细胞在某处停留下来，所谓"着床"了，而且又能"落地生根"似的在该处成活且繁殖，才能形成转移灶。这也解释了癌症为什么易在肝、肺等脏器发生转移，因为这些器官有非常丰富的末梢动脉与静脉间相沟通的血窦，正像地下的水道一般，污泥在大的水管中不但流速较

【**着床**】是指游走于血循环中的肿瘤细胞在某处停留不再游动，且在该处存活，有可能不断分裂繁殖而成为转移灶。

快，管径也较大，不易淤塞，但在小的支流就易堵塞。人体血循环中的癌细胞也是如此，只有到动、静脉血交汇的血窦处，血流缓慢，癌细胞才有可能贴于管壁而被留下，当然，即使这样也不一定能成活。所以，穿刺后即使会促使瘤细胞脱落至血循环，但也很易被自身的防御机制给消灭了。尤其一般在穿刺明确诊断后的两周内，往往就给予针对癌症的治疗，所以因穿刺引起转移的机会就更小了。何况大量临床研究的随诊资料证明，同样的病例，作术前穿刺的病例生存期并不受影响。

那么，为什么要用粗针呢，其目的主要是由于取得的组织较多，不但可进行优于细胞学检查的切片组织学检查，而且可以进行有助了解肿瘤组织生物学特性的免疫组织化学检查，以获取更多的有关肿瘤的信息量，如病理类型、细胞分化程度、是否雌激素依赖等等，以便更有针对性地制订科学的综合治疗方案。所以，现今此一检查技术已逐渐替代了传统的术中冰冻活检取材诊断的方法，因此，您应放下不必要的思想顾虑，接受并采取科学的病理组织学检查。

癌症的诊断与普通疾病不同，不但往往给病人及家属带来巨大的精神压力，而且癌症常须作破坏性较强的治疗，所以诊断癌症应当十分谨慎。正因为如此，乳腺癌的诊断通常由临床医生初步诊断后，需要经过影像学进一步检查，并最终经过穿刺活检，在抽取的

【免疫组织化学检查】简称免疫组化检查，是一种不同于以组织形态学为基础的常规病理切片检查，藉免疫化学的方法，在组织病理切片上作特殊的染色，从而可在病理组织学的基础上同时获得某种生物学信息，可更精确地作出诊断，并能有针对性地施以治疗。

病理组织检查中明确有癌细胞的存在，才算完成最终的确诊。乳腺癌治疗前必须要有病理学的诊断依据，才能开始实施有针对性的循证而治。

5. 何谓乳腺癌病理分型及分级，有何意义？

对于大多数乳腺癌患者来说，最初面对这些医疗报告及来自医生的一些信息像是听天书，因此先来了解一些关于乳腺组织的病理学知识，可作为您了解此病的切入点。一小块组织的病理检查结果提供了有关乳腺癌类型以及特性的信息，将为医生的下一步治疗建议提供可靠的依据。

乳腺癌主要有两种类型，浸润性导管癌及浸润性小叶癌，其中 85% 为导管癌，12% 为小叶癌。

导管浸润癌是指起始于乳腺导管，并扩散到邻近脂肪组织的乳腺癌类型；小叶癌则是指起始于乳腺小叶的乳腺癌。如病理报告为乳腺癌，则是一种导管、小叶混合的乳腺癌。当然，浸润性癌并不是说癌症已扩散至乳房以外的其他地方，而通常需要通过检查淋巴结（前哨淋巴结活检）转移情况来确定是否已有扩散，前哨淋巴结活检是帮助外科医生确定治疗方案及判断乳腺癌预后的重要指标。

无论癌症的起始位置是导管还是小叶，对于浸润性乳腺癌的治疗是相同的。通过 X 线及超声影像很容

【前哨淋巴结】亦称哨兵淋巴结，即最可能首先出现转移的第一个（组）淋巴结，如果这组淋巴结没有转移，其他淋巴结发生转移的可能性很小。

易判断浸润型乳腺癌的大小。但小叶癌的实际大小通常会与 X 线影像中显示的不同，乳腺 MRI 有时可以帮助明确大小。但是最准确的方法还是通过病理医生对外科手术切下来的组织进行测量。

还有一种是非浸润性乳腺癌，这是在早期即被发现的乳腺癌，也叫原位癌。导管内的癌细胞尚局限于导管上皮，在它的原发位置，还没有浸润到别的组织。这种类型的癌症通常还没有形成肿块，只有借助 X 线摄片等影像学检查设备才可能被发现，此类乳腺癌被定义为 0 期。

炎性乳腺癌是一种少见的类型，癌细胞通常仅存在于乳房的皮肤层。这种乳腺癌是一种很特别的类型，临床检查的发现与一般的乳腺癌不同，通常仅表现为疹子，X 线影像检查也没有什么异常。

细胞学分级也可能作为病理报告的一部分，分为 1、2、3 级。

1 级：增长较慢，高分化细胞

2 级：增长一般，中分化细胞

3 级：增长较快，被称为低分化细胞

如果报告为 3 级不必过度惊慌，这并不一定意味着癌细胞增长非常快，情况非常紧急，这些分级只是相对的。

病理学家通过免疫组化的方法对细胞进行观察，确定它们的增长是否与雌激素或孕激素有关，这就

【原位癌】包括导管原位癌和小叶原位癌。此时癌细胞尚局限在基底膜内，未浸润出基底膜，由于淋巴管及血管均在此膜之下，因此不浸润就不会发生转移，治疗效果就好。有的学者甚至把这种癌列入癌前病变的范围。

【细胞学分级】是针对细胞分化程度而言，细胞分化越好，越近似正常细胞，即所谓高分化；反之，则为低分化，预后也就较差。

是激素受体，分为雌激素受体或孕激素受体（ER 或 PR）。激素受体阳性说明细胞的增长受该两种激素的影响，这被认为是预后较好的因素，而且可以考虑进行内分泌治疗。

另外一项检测是 HER2，这种检测一般应用于已明确为浸润性癌的病例，而不应用于非浸润性癌（原位癌）。这是一种基因检测。如果 HER2 检查是阳性，说明在癌细胞的表面含有过多 HER2 受体蛋白，或称 HER2 过度表达。在某些病例中，可能会建议进行一种特别的生物靶向治疗。

如果上述 ER、PR、HER2 三种检测均为阴性，就是所谓的"三阴"乳腺癌了。

6. 乳腺癌的分期是如何确定的？

首先，不要把分期与分级相混淆，这是经常会犯的一个错误，其实两者极为不同。所谓分级，正如前所述是与细胞增长有关，分级由病理组织活检信息决定。而分期需要根据多方面的信息（肿瘤浸润部分的直径，淋巴结累及的情况及其他器官的累及），在某种程度上是与治疗方案的确定及生存期的预估相关联的。

0 期：非浸润性乳腺癌（或原位癌），癌细胞局限于乳管组织内，没有扩散到其他地方。大多数原位癌不需要分期，非浸润性乳腺癌通常定为 0 期。

Ⅰ 期：癌症已从导管或小叶扩散至附近的脂肪组

【激素受体】乳房是女性内分泌的靶器官，在女性性激素（包括雌激素和孕激素）的作用下，乳房完成发育到哺乳的过程。而雌激素要想发挥作用需细胞表面一种特殊的结构——受体。ER、PR 为英文缩写，分别代表雌激素受体和孕激素受体。检测肿瘤细胞的 ER 和 PR，可以帮助判定该肿瘤是否对内分泌治疗敏感。

【三阴乳腺癌】该类乳腺癌约占全部乳腺癌的 15%~30%。好发于 40 岁以下的女性。一般对内分泌治疗和抗 HER-2 的靶向治疗无效，易发生局部复发和远处转移。针对表皮生长因子受体（EGFR）在三阴性乳腺癌中高表达这一生物学特性，目前已开展将 EGFR 作为靶向治疗的重要靶点的相关药物研发。

织，肿瘤小于 2 厘米，未见淋巴结转移。

Ⅱ期：癌症已从导管或小叶扩散至附近的脂肪组织，肿瘤在 2 ～ 5 厘米，有时会累及淋巴结。

（Ⅰ期和Ⅱ期乳腺癌都属于早期。）

Ⅲ期：肿瘤大于 5 厘米，癌症可能尚未或已扩散至淋巴结；或者肿瘤尚小于 5 厘米，但淋巴结发现癌细胞。Ⅲ期乳腺癌属于局部进展期，有扩散至其他器官的危险。

Ⅳ期：为转移性乳腺癌，癌症已从淋巴结转移至身体的其他器官，通常会转移至骨、肝、肺或脑，这些需要通过影像学以及肿瘤部位活检等检查来确定。

癌症的分期有两种方法，临床分期和病理分期。临床分期基于乳腺临床触诊、乳房 X 线摄影、超声及乳腺 MRI 等对肿块大小进行估测，腋窝下检查，或者还需进行一些其他 X 线或扫描检查，而进行的分期。病理分期就更加准确了，是病理专家对外科手术切下的被癌浸润的组织进行直径测量，通过显微镜观察淋巴结中是否有癌细胞，并通过对其他器官部位切取下的活组织检查评估其他组织样本有无被浸润才作出的分期。

提示：经常有病人在被告知可能患乳腺癌后，首先想到的就是"马上住院，尽早手术切除"。其实，目前乳腺癌的治疗已不是仅靠手术刀即能解决的问题，多种方案、多种治疗组合为病人依据个人病情做最佳选择提供了可能，而明确病理的分型及分级，则是医生确定治疗方案的重要依据。

7. 重视治疗的选择

　　一旦乳腺癌的诊断已明确，接下来面临的是如何选择治疗。当然，您不是医生，这里指的并不是进行治疗的具体技术方案，而是如何选择医院或您的治疗团队。首先，要注意的是切忌操之过急，不要误认为治癌如"救火"，非争分夺秒似地尽早将其切除不可。其实乳腺癌在您身上从正常细胞开始逐步转变为原位癌，需数年的历程，而从原位癌再发展到浸润性癌又需数年的时间。因此您乳腺上的肿瘤被诊断为癌虽才只有几天或数周，实际上已与您和平共处有数年之久了，因此，就其治疗而言，已非朝夕之争，还宜多花些时间作些治疗前的筹划，以便作正确的决策为妥。

　　癌症的治疗有异于其他一般疾病，其首次治疗是否得当常会直接影响其预后，为了争取最佳的治疗效果，减少复发或转移的风险，应该充分掌握您对治疗医院的选择权。首先，您应考虑选择一家有乳腺专业的医院，并了解其一年大概收治多少病人。现今医学发展较快，新的诊疗技术、有效的治疗药物及方案更新甚快，随着知识更新的加速，医学各学科也逐渐步入专业化。因此，专科的专业医师相对而言才有较大可能较全面地掌握该学科的专业知识，从而对您的治疗提出较科学的治疗方案。其次，由于乳腺癌的治疗常需手术、放疗或化疗、内分泌治疗等综合治疗，因此，

病友♥语：

　　佛陀说过：在有智慧的人看来，并没有所谓"不好"的事情。只要知道怎样运用，人生各种事情都是成长的阶梯。患癌症，在绝大多数人眼里都是倒霉透顶的事，但如果你能把疾病当成人生的台阶，你就会借着它，一步步往上走，达到更高的境界。

　　癌症起的就是这个作用，给你的生命敲响警钟，你觉悟了，理解了生命的意义，你就会感激癌症的教育。如果你执迷不悟，不能通过疾病学习成长，你就会痛恨癌症给你带来的痛苦，那你也就白白受苦了。

——文珊

您所选择的医院最好应有这些专业及相应的专业医师，这样才有可能根据您的具体病情制订一个更合理的综合治疗方案。例如是否先作术前化疗或放疗？术后是否需用放疗或化疗？何者为先还是合并应用？内分泌治疗又如何考虑？靶向治疗呢？等等。当然，还应考虑该医院的管理水平、服务态度以及医德医风等，随后做出您的最终选择。所以建议您在作出选择前不妨多走访几个医院，多找几位医师或不同专业的医师听取一些对您疾病的治疗意见。当今是信息发达的社会，网上可查询的资料也很多，不妨您浏览一下，但要注意一定是从事乳腺癌防治工作的正规机构的官方网站，这样虽要花去不少时间和精力，但对您即将进行的治疗选择提供一些决策的依据是绝对值得的。不是您平时到商场选购商品，还得货比三家吗？尤其多找几位医师咨询的好处是可以更全面地听取多方尤其不同专业的医师的意见，可以避免个人知识的局限性及偏见，以免偏听偏信，悔之晚矣。

提示：乳腺癌的首次治疗非常重要，您需知演变为癌已经历了数年甚至数十年的漫长岁月，此时，您应多花几天时间认真考虑一下治疗机构的选择，了解相关医院的专业水平非常重要，切勿因治病心切而错失选择最佳治疗的机会。可以通过亲戚朋友了解相关信息，也可以通过政府以及正规机构的官方网站了解，总之，应确保信息来源正确可靠。

8. 听取多方意见

前已谈及癌症治疗不宜操之过急、匆忙上阵，而应多作调研，缘因癌症的首次治疗、方案的制订均颇为重要，务求按最佳治疗方案，按步骤加以实施，以期达到预期目的。所以在确定了就诊医院并对自身的病情已有一定了解后，就宜进入角色，对疾病的治疗听取多方意见，以便对今后的各种治疗建议作出决断。

为此，您应先拜访一位熟悉乳腺癌专业的医师，由于乳腺癌一般是以外科为主的综合治疗，所以您应找一位较您首诊医师更为合适的专家，可以由友人介绍，也可通过正规医院网站寻找，更可去专科医院拜访相应的专家。您应在此前做好充分的准备，因为一般门诊医师在半天（4 小时）时间内大致接诊 30 位病人，平均每位病人 8 分钟，您应善于利用这可贵的 8 分钟，以获得有关您所患癌症的更多信息，便于您作最终抉择。例如临床期别、有无转移、其他脏器功能、可能采取的治疗方案、其各自的利弊，以及预后的预测等，内容颇多，最好事先列一提纲，有条不紊地相询，以免有所遗漏。切忌不着边际地提问，例如可能的病因，还能活多久等与当前诊治工作无关的内容。另外，还宜争取在开诊后不久就诊，因门诊坐堂望、闻、问、写，脑子还须不断思索，是一颇累人的工作，随着时间的推移，会出现疲劳的现象，精神不易集中，详细

病友♥语：

虽然是糊里糊涂得了癌，但是要明明白白地治癌、抗癌。明明白白抗癌包括要清楚地了解自己的病情，对自己要有比较清楚的认识，还要找准医院、找准医生。

——闫宇红

病友♥语：

这次生病我是不能避免的。因为我是人，吃五谷六畜，肯定会生病。至于什么时候生病，生什么病，这不完全是我可以控制和把握的。况且世界上每天有那么多人碰到不幸和灾难，为什么我们就不可能摊上一点呢？包括生病，包括生这种据说是很可怕的病。

我从来不敢挥霍生活，因为我懂得此生为人，是一件多么偶然而幸运的事情。所以即使是患这种被人谈起色变的"绝症"，我也很快可以在第一时间里镇静下来，因为它的确是一种生理发展的必然，不是可以在我的意志控制范围内的，我无悔。

——宁平

讲解的热情也会随之下降，致使提供的信息也会大打折扣。其实现时的各大医院均设有特需门诊，不但应诊者一般均为资深的教授，知识渊博，经验丰富，而且由于挂号人数有限，因此也有较多时间作充分交流，尤其对初进入角色的癌症患者，颇为受益。因此确认一位您所信任并依赖的专业医师甚为重要。

不仅如此，进入 21 世纪后，随着生物医学技术的发展，各种新的诊疗技术不断问世，知识更新的速度甚快，又因当前的信息时代，很容易就能从网上找到与您所患癌症相关的信息，面对大量的各种信息，常会使您有无所适从之感。首先，您应对这些来自各方的信息有所取舍，一般来自学会、医疗研究单位等网站的信息可信度较高，千万别轻信各种以营利为目的的商业报道或充斥于各医院的各种小报的介绍。由于我国法制尚不健全，对某些不道德的记者在正式出版物上刊登的不实报道就不易被识别。但终究您已掌握了足够的初步信息，也有了初步识别其真伪的免疫力。建议您仍不忙于草率从事，着急地住院治疗，而是争取多听些第二种意见，这不仅是帮助您分辨真伪，更是由于前已述及的当前癌症诊治的发展很快，信息量甚大，尤其乳腺癌是一需做综合治疗的疾病，即使很有经验的专家，由于不同的专业背景及各自不同的从业经验，因此当其分析或处理具体病情时，难免也会发生偏颇。当然，最好的办法是建立一有相关专业医师共同参加的会诊制度，对每一新病人的诊治方案集体讨论加以制订，这将是各医院的努力方向。但在目前尚无可能达到此一标准前，那只有麻烦您自己多拜访几位相关专业的医师，争取他们对您疾病的诊治意见。例如，是否须作术前化疗？能否保乳？术后是否放疗？等等。可能各人受其业务背景的影响，会有不同见解。所谓兼听则明，您可从中加以分析，全面地加以考虑，从而做出正确的抉择。

提示： 您应切记的是在开始治疗前不宜草率从事，匆忙上阵，而应多做调研及咨询，谋定而动才是上策。当然，"听取多方意见"也许对于有些病人来说确实有点儿难以做到。在当今优质医疗资源紧张的形势下，能找到专业的医院挂上专家号已属不易，此时心急如焚的病人和家属也许只想尽快开始治疗。在这里，我们只是想提醒大家，乳腺癌的治疗发展到今天，已是个体化综合治疗的时代，需要多学科协作完成。因此，您选择的医院应具备乳腺癌综合治疗的团队，或至少应包含乳腺癌治疗涉及的各专业学科，您所选择的首诊医师也应对多学科综合治疗非常了解，并能针对您的情况提出多学科综合治疗的具体方案。

9. 妥善安排工作及生活

由于疾病治疗或多或少会暂时改变我们的生活和工作轨迹，所以对于那些心中尚有一些琐事"纠结"的癌友来说，提前安排好自己治疗期间的工作和生活是一明智之举，因为你会发现，当一切安排妥当之后，你会更加坦然面对疾病。

通常，乳腺癌的诊断并不困难，在经过相关的影像学或病理学检查后，1～2周内即可得到明确的结果。根据不同的乳腺癌类型其治疗方法及所需时间也不尽相同，早期乳腺癌一般仅需做一个局部肿块切除术，一周内即可出院，其后根据病情的不同，也尚需进行放疗或内分泌治疗等；对于浸润型的进展期乳腺癌来说，除手术外，一般均需经过化疗或放疗等多种方法的综合治疗，要根据乳腺癌类型的不同并结合患者状况而定，甚至治疗顺序也各异。化疗一般分为几个疗程或周期，每个周期约三周。一般6～8周期，放疗约需月余。因此，从最初的治疗开始，大多数乳腺癌病人需要半年左右的治疗期。当然，多数病人还需要接受长期的内分泌治疗，一般历时五年。因此，对于正值事业上升期的女性，也许这个"病"来得太不是时候，但此时一定要能放得下，尤其是在前期治疗的半年时间里，不要硬扛承担能力以外的事情，给自己过大的压力。坦诚与单位领导和同事交流病情，以获得他们的支持和帮助，并共同安排好治疗期间的工作。在治疗期间，根据各位病友所从事工作性质的不同，需要暂时离别工作2个月至半年，待定期复查阶段，只要注意劳逸结合，病友们完全可以像健康人一样重回工作岗位。

10. 争取家人的支持

在最初等待直至得到确诊的日子里，不仅对于病友本身是难熬的，相信对于深爱您的家人来说，这也是一种煎熬。所以，对于病友来说，树立乐观、坚强的信念不仅有利于自己与疾病做斗争，这种精神也必将感染你的家人，而家人的良好精神状态势必也会感染并激励你。作为朝夕相处的家人，首先应相互坦诚，隐瞒和善意的欺骗虽然能暂时避免悲伤，但在漫长的治疗期间，癌友们需要与家人携手面对挑战，来自家庭的关爱、坦诚以及信任是帮助癌友们战胜疾病无可替代的精神力量。由于大多数女人是家庭生活的主要承担者，特别是已有孩子的家庭，治疗期间的家庭生活将更多依靠你的另一半以及其他家人的支持和帮助，提前将生活中曾承担的事务分担给其他人，以免在治疗开始后由于担忧家庭琐事而不能全身心投入。

病友♥语：

疾病也使我有生以来最真切地体会到：爱是幸福的根本，爱是一切力量与智慧的源泉。我获得了太多的爱，这爱来自亲人、来自单位、来自朋友……是爱在我没有陷入痛苦的深渊时就将我托了起来，是爱给了我与病魔抗争的勇气、力量和智慧。我要大声说："就冲着这份爱，我也要好好活着！"

——闫宇红

第二篇

乳腺癌的治疗

　　随着医学科技的进步和发展以及对乳腺癌这一疾病的深入研究，乳腺癌的治疗已逐渐由单一的手术治疗趋向于个体化的综合治疗。在国外一些著名的肿瘤医院，多年前就已建立了以病人为中心的多学科综合治疗小组的医疗服务模式，在病人的参与下，由治疗小组各专业的专家共同制订针对每一个病例的治疗方案，并由小组中不同专业的医师在不同阶段对病人施以相应的治疗。目前，国内各地区医疗水平仍存在差距，但开展以病人为中心的多学科协作综合治疗模式已成为乳腺癌专业工作者的共识，相信随着"以病人为中心"的服务理念的不断深化及医院管理水平的不断提高，会有更多的病人能享受到个体化的综合治疗服务。

　　乳腺癌的综合治疗主要包括新辅助化疗、手术切除、术后化疗、放射治疗、内分泌治疗等。建议选择具备以上专业治疗手段的医院和具备相应资质的专业医生，在明确病理分级分期的情况下确定针对每一个体病例的综合治疗方案。

之一

新辅助化疗

化疗作为一种手术的辅助治疗方法始于 20 世纪五六十年代，新辅助化疗是 20 世纪 90 年代末兴起的治疗方法，是相对于常规的术后辅助化疗而言，指将原习惯于术后进行的化疗部分移至术前进行，并将其冠名为"新辅助化疗"，以有别于通常在术后才施行的化疗。这种看似简单的治疗方法顺序上的改变，实际上反映了人们对乳腺癌认知上的提高。医学是一门随着人类对疾病认识不断提高而发展和进步的学科，对于癌症的治疗需要长期的知识和经验的丰富与积累才能取得一些应用于临床实践的成果。新辅助化疗经历了十余年的临床使用，已取得了可喜的成绩，在乳腺癌的降期及保乳治疗等领域发挥着重要的作用，让更多的女性病友在不影响治疗效果的同时，保持了相对完美的身型，尤其满足了那些中青年女性病友的特殊心理需求。

11. 为什么要做新辅助化疗？

新辅助化疗是相对常规的术后辅助化疗而言，是指术前化疗，也即您被确诊为乳腺癌后的首次治疗是化疗而非手术。何以既然确诊为癌症，不立即将其切除呢？这样是否会增加癌细胞转移的概率呢？岂非先做手术将癌瘤切除，再作术后化疗更为安全？

的确，先作全身性的化疗而不清除癌肿本身确有违于传统的先切除肿瘤的惯例。其因有三：一是现已知道乳腺癌是一全身性的疾病，即使早期病例也常可在周围血循环中找到游离的癌细胞，更有已发生潜在的隐性转移灶的可能，只是不易被探知而已，不然，何以解释即使腋窝淋巴结无转移的Ⅰ期乳腺癌经手术切除后还有10%病例日后会发生转移。所以，在术前给予全身性化疗，有利于清除这些可能引起日后复发的并不局限于乳腺的隐性转移灶，而且对乳腺组织内的癌瘤也是一次有力的打击，降低了癌细胞的活力，减少了因手术操作促使癌细胞向他处转移的机会。所以一般术前化疗常用于疑有腋淋巴结转移的局部进展期乳腺癌。第二，术前化疗可使乳腺内的癌肿缩小，更有利于保乳手术的施行，尤其对乳腺较小的国人更为相宜，可提高保乳手术的机会，甚至可因肿瘤明显缩小而放弃原拟作根治手术的计划，而改行保乳手术。第三，也是一次肿瘤对化疗是否有效的最佳敏感试验。

【隐性转移灶】是指癌细胞不但已转移至乳腺以外的组织或器官，且已在该处着床、存活，但由于各种原因尚潜伏于该处，未发展，也未出现任何临床症状。

【局部进展期乳腺癌】乳腺癌已有局部明显的软组织浸润或区域淋巴结转移，但尚未发现远隔脏器或部位的转移。

我们知道，一些感染性疾病可取其致病菌作细菌敏感试验，以选择何种抗生素对控制此种细菌感染最为有效，这已成为临床常用的惯例。但对恶性肿瘤目前尚乏此良法，虽然也尝试过多种临床测试方法，但发现实验室的结果往往与临床实践不符，以致肿瘤化疗只能从已掌握的理论知识及多数病人的实践来选用抗癌药。目前除有明确靶位的靶向治疗药物外，还很难个体化的根据每一患者的个体肿瘤的情况有效地选用化疗药物，而术前化疗却给我们提供了一个良好的机会，在自身的活体上可明确得知选用此一化疗方案作为辅助化疗是否肯定会有效，而避免了用药的盲目性。当然，术前化疗只是将原来的部分术后辅助化疗移至术前来施行，并不延长整个疾病的疗程，而且由于未施术前患者一般健康状况均较好，更有利于完成全部化疗。现已有资料证明，通过术前有效的化疗可使 30% 左右的患者，在术后的手术标本中找不到癌细胞，有可能提高其疗效。

12. 术前化疗与术后化疗的异同？如何选择？

前已述及，化疗是一种全身性治疗，而乳腺癌的主要致命性危险是全身性转移。这是手术及放疗等局部治疗手段无法奏效加以控制的，因而就决定了化疗

【亚临床的微小转移】是指既无临床症状又藉目前的临床检测方法，尚无法探出的转移。

在乳腺癌综合治疗中的重要地位。其次，现已知乳腺癌的全身性转移发生很早，即使Ⅰ期乳腺癌就已有转移的可能，此种亚临床的微小转移目前又尚无法被测知，而能否将其控制就成为能否解除乳腺癌对患者生命威胁的关键。其次，乳腺癌治疗失败的另一原因是局部复发，构成对患者的另一威胁，虽然这与外科手术及放疗等局部治疗是否得当有关，但对临床上常见的局部浸润性乳腺癌而言，如何藉化疗之助控制病灶局部已存在的亚临床转移灶，则也功不可没。所以，我们就可从如何有利于控制全身转移及局部复发的角度探讨术前、术后化疗的异同。

在乳腺癌治疗的历史演变中，我们已知手术治疗已有百余年的历史，而化疗近半个世纪才逐渐发展，并日益受到重视，放疗也是如此。因此，很自然地就将手术治疗作为乳腺癌的初始治疗，而化疗、放疗等治疗措施就均成为术后的辅助治疗了。那么，有无可能将化疗作为乳腺癌的初始治疗？是否较术后治疗更为合理呢？或至少对某些患者术前化疗更为合理从而可更获益呢？

术前化疗最大的好处是可更早对微小转移灶加以控制，以减少发生全身性转移的概率。经动物研究已证实，乳腺癌原发病灶切除后会促使转移灶加速增长，其增速可高达数十倍，而且此高速旺盛生长的细胞不但其癌细胞的数量增加，且不稳定性也加甚，癌细胞在增殖过程中可以发生突变，进而产生新的耐药性，从而影响化疗对癌细胞的杀伤性，而当您术后休养生息之际，也就存在着潜伏的亚临床转移灶伺机"骚动"，大量增殖，有可能会影响您从化疗获益的程度。这也是为什么一般主张术后辅助化疗应在手术稍事恢复，尽早开始的缘由。

另外，作为全身化疗的一部分，术前化疗也有助于对局部亚临床转移灶及原发灶的控制，以降低局部复发的危险。当然，术前化疗还有利于缩小手术范围。而术后化疗由于手术局部瘢痕的影响，局部血运远不如术前未被破坏时，因此药物难以达到局部使其保持有效浓度，从而也不利于对局部可能存在的亚临床转移灶的控制，所以术后化疗对局部复发危险的影响也十分有限。综上所述，不难看出术前化疗较术后化疗更有利于控制全身及局部亚临床转移灶，从而为您提供更大的生存机会及更好的生活质量。当然，由于术前化疗是在您尚未施术体力较佳的时候施行，因此有更多的机会按计划完成规范性的高强度化疗。术后由于体力的下降，完成同样的化疗，常会使您付出更大的努力并伴随更大的痛苦。另外，术前化疗还有助预测预后，有效者预后常较好，反之，则否。

13. 新辅助疗法的适应证应如何掌握？

术前化疗的开展虽已有 10 余年的历史，其有利之处前已述及，但较之术后辅助化疗，不论病例数及累积经验尚嫌不足，目前对局部晚期乳腺癌的效果较肯定，且已得到普遍的认可。因此您是否需作新辅助化疗则由您的病情来决定。

对已有全身转移或局部复发风险较大的浸润性乳腺癌应将化疗定为这类乳腺癌的初始治疗，包括炎性乳腺癌及病情较晚已不适于直接手术的非炎性乳腺癌，如皮肤或胸壁已有侵犯，区域性淋巴结转移较严重，或是局部病灶较大，甚至同侧锁骨上淋巴结已有转移者均属此列，这是应作术前化疗的绝对适应证。

其次，如果局部肿瘤较大，为了达到保乳的目的，可先行化疗，使肿瘤缩小，以便于实施保乳手术。当然，其他有化疗指征的早期浸润性乳腺癌患者，也均可将术后辅助化疗移至术前施行。因现已确证其效果至少不会较传统的术后化疗差，而其中化疗效果佳者，术后发生远处转移或局部复发的概率均甚小，因此可以更安全地选择保乳手术，这应作为相对适应证。

随着时日的推移及经验的累积，术前化疗的适应证正在逐渐放宽，也使更多的患者受益。您是否属于上述范畴？又作如何考虑？

除上述适于作术前化疗的初得乳腺癌的患者外，尚有下述情况也适于在术前先行化疗。一是曾被误诊为良性肿瘤而施行过肿瘤切除手术，或是曾做过活检手术的浸润性乳腺癌患者。因这种情况下都存在原发病灶曾被不规范地处理过，增加了肿瘤全身播散的可能，先开始进行全身性治疗较之先行手术，可更增加患者生存的机会。基于同一原则，对曾进行过不规范手术后欲施补救手术的患者，也宜先行化疗再作手术为妥。

14. 术前化疗推迟了手术时机，是否会造成不利的影响？

其实，凡有作术前化疗指征的乳腺癌患者，很可能当您被诊断时已存在远处的亚临床转移灶，而这些才是构成您最大危险的隐患。从整体治疗的角度考虑，应抓住这个唯有化疗才能加以控制的主要矛盾，何况有效的化疗对您手术也更有利。而化疗无效时又可及时更换其他有效的化疗方案，从而避免术后对您有害无益的辅助化疗，使您因合理地更换了更有效的化疗方案而获得更好的生存机会。

提示：乳腺癌是治疗效果相当好的癌症，我国城市女性患者治愈率达80%左右。患乳腺癌后并不一定失去乳房。我国早期病例的保乳率正在逐步增加。乳腺癌的治疗较复杂，包括手术、放疗、化疗、内分泌治疗等综合治疗，因人而异，约需半年左右时间。通常乳腺癌如能早期发现，可使治疗更为简单。放疗、化疗等辅助治疗都有一定的副作用，应严格掌握适应证，不是越多越好。多数患者在治疗期间还能继续她们的日常活动，甚至工作。研究显示在治疗过程中善于寻求情绪支持的女性生存率较高。

之二

外科手术

乳腺癌的外科手术治疗长期以来在治疗中占据重要地位，已历经上百年发展的历史。乳房是女性独有的、引以为傲的特征，是哺育下一代的生命之源，其手术也因此备受关注，尤其对由于治疗乳腺癌需要部分或全部切除乳房的女性，受到伤害的也许不仅仅是完美的身躯，更多的还有术后康复期难以调试的心理阴影。乳腺癌的手术治疗经历了单纯肿瘤切除、根治术、扩大根治术、改良根治术以及保乳手术等多个阶段，其治疗从单纯的解剖学逐步走向生物学，体现了治疗理念上的转变。乳腺癌术式的演变日趋科学化、合理化、个体化。治疗从对局部病变的关注逐渐转向对整体以及患病的"人"的关注，仅靠"一切了之"解决乳腺癌，尤其是中晚期乳腺癌的治疗理念已成为历史。展望乳腺癌的外科治疗，也必将在其他多种治疗手段的综合作用下，体现更多的人文关怀，并朝着更为理性的方向发展。

15. 乳腺外科手术的历史演变

在介绍该类手术之前，为了帮助您的了解，首先拟介绍一下手术的演变历史及手术治疗的原则。当然，手术切除是治愈疾病的首要目的，在此前提下也应考虑患者的生活质量及女性身体外形等。

众所周知，癌症是近百年来尤其是 20 世纪 50 年代以来，因其危害剧增，而才受人们重视的疾病。当时，普遍认为癌症是某一器官的局部病变，随着病情的发展而沿淋巴道发生转移。以乳腺癌为例，先转移至腋部区域性淋巴结，然后逐渐以原发病灶为中心向外向远处转移，所以手术治疗的术式也随着手术技术及麻醉的进步，逐步演变到不但将整个乳房，而且连同胸大、小肌及腋窝部淋巴组织一并切除的根治术。这种典型的根治手术统治整个乳腺癌治疗数十年，甚至还发展了同时切除胸骨后的乳内淋巴结或锁骨上淋巴结的扩大根治术或超根治术等。当时的手术指导原则是"个体能忍受的最大限度的局部扩大切除术"，寄希望于将癌症彻底切除，也即所谓的手术"越彻底越好"。但实践证明，这并不能提高治愈率，而相反地增加了手术后的致残及其他合并症，降低了生活质量。

随着对"癌症是一全身性疾病"的生物学特性的逐步认识及化学药物治疗的进展，乳腺癌的外科治疗也逐渐发生了向"最小有效切除术"的转变，不但早

【区域性淋巴结】指腋窝部引流乳腺淋巴液的淋巴结群，由于在乳腺根治术的清扫区域之内，故名之。

【乳内淋巴结】指位于胸廓内胸骨后乳内动脉旁的淋巴结。须切除部分肋骨，才能将此组淋巴结清除。不包括在一般根治术的清除范围内。

已放弃了所谓的"扩大根治术"、"超根治术"等观念，即使以往盛行的"典型根治术"随着早期病例的增多，现今也很少有人问津。20世纪末较盛行的是保留胸大、小肌的"改良根治术"，以后又在此基础上逐步发展成"保乳手术"或"肿物切除术"。当然，在手术切除范围逐渐缩小的同时，化疗、内分泌治疗等全身治疗日益受到重视，局部辅助性放疗的应用指征也更为明确。

　　现今，在西方世界，由于乳腺癌早诊率的提高，不但使生存率有较大幅度提高，而且保乳率也可达80%以上。试想，如乳腺癌的生存率能达90%，而绝大部分患者又不丧失乳房，是否就不太可怕了。

16. 乳腺外科手术有哪些？各有何特点？

　　肿块切除：将乳腺内的肿块连同周围的乳腺正常组织作整块的局部切除，此手术的特点是肿块的前、后、上、下、内、外侧六个面，均有正常乳腺组织包绕。所谓的乳腺部分切除或保乳手术也均可纳入此范围，一般术后数日即能恢复。

　　前哨淋巴结活检：淋巴结犹如淋巴系统的过滤机构，淋巴液通过淋巴管输入淋巴结，而游离于淋巴液中的细菌或癌细胞等可被其阻止，犹如国防哨所，入境人员均须在此受检，一切可疑人员即被阻挡而不准

【典型根治术】1894年由 Halsted 所首倡，将乳腺连同胸大、小肌及腋窝内脂肪结缔组织与淋巴结一并切除。此术在当时确实提高了乳腺癌的疗效，因此该术被称为乳腺癌的典型根治术，统治乳腺癌的外科治疗达百年之久。

病友♥语：

　　手术后的我见到每个人都笑得阳光灿烂，那是我的真心所现。我的笑容不是刻意做给大家看的，我没想努力去扮演一个坚强的女人，我的笑是因为爱的喜悦在身体里蔓延。

　　——叶丹阳

病友♥语：

我欣慰地看到处于生死之间的我，心里存留的唯一内容就是爱。突然明白了，爱是如此重要，只要有爱，无论生死，心都是暖的，都是可以坦然面对的。

感谢这一次手术，让我有了一份奇特的经历。感谢命运，他在残酷地给了我致命一击的同时也给了我对生命新的感悟。我幸运，并且我相信这份幸运并不是所有的人都能够拥有的，那是上天特别给我的。

——叶丹阳

入境。所谓前哨淋巴结，顾名思义就是癌细胞自原发病灶向腋窝淋巴结转移时的第一个哨站，一般认为，如此前哨淋巴结未被入侵则腋窝淋巴结也不致受累。当然，要识别此淋巴结并非易事，要先予以标记，可在手术开始前，在乳腺组织内注入蓝色染料或有活性的同位素。当然，用何法标记，手术医师可据各自的习惯而定。淋巴结取出后，即送病理科做快速检查，以明确此淋巴结有无转移。有时前哨淋巴结不止一个，则须全部取下，送病理科作评估。如无转移，则意味着腋下其他淋巴结几乎不可能有癌转移。由于此一手术的推广，使腋淋巴结无转移的病人避免了作腋淋巴结清除术，防止了上肢淋巴水肿的发生。一般此手术仅需在乳房外上方沿腋缘作一小切口即可完成，此切口常可包含在其后的乳腺切除术内。当然，如前哨淋巴结有癌细胞转移，则一般就须作腋淋巴清除术了。

腋淋巴清除术： 当前哨淋巴结发现有癌细胞转移或超声、X 线检查腋部有肿大淋巴结，且经活检证实确有癌细胞时，就须作腋淋巴清除术。腋窝内因解剖位置的不同，可分为 1、2、3 组淋巴结，当前哨淋巴结阳性时，以往常将腋窝的三组淋巴结一并清除。现今一般将腋窝的第 1、2 组淋巴结群清除，而位于靠内侧的第 3 组淋巴结由于很少发生转移而常被保留。切除淋巴结的病理检查结果，有助于今后治疗计划的制订及预后的判断，所以切除受检的淋巴结数及有癌细胞转移的淋巴结数甚为重要，这些均关系到术后是否须进行放疗或化疗。

当然，该手术可独立进行，也可作为乳腺切除手术的一部分，术后常须在腋部置一引流管，以向外引流术后积存的淋巴液，一般常需数日之久，而上肢恢复功能需两周左右。虽然多数病人施行此手术后不会发生上肢淋巴水肿，但这确实是该手术的风险之一。

乳腺单纯切除：乃是将整个乳腺连同乳晕及乳头一并切除，可能同时作前哨淋巴结切除术。如未在同时作重建术，术后康复较快，一般 10 天左右，术后伤口置引流，此术一般术后次日即可回家，甚至有时也可在门诊施行，引流条可在门诊换药时撤除。

乳腺改良根治术：所谓改良根治是针对根治术而言，手术除切除整个乳腺、乳头、乳晕外，还同时作腋淋巴结清除。如未作乳腺重建手术一般在术后 3 ～ 4 周即可恢复。

17. 有哪些麻醉方法，如何选择?

麻醉方法甚多，大致有局部或区域麻醉，全身的静脉麻醉或吸入麻醉。麻醉的选择取决于完成手术所需的时间及要求的麻醉深度，当然得考虑您自身的健康条件与要求。在现今的条件下,全身麻醉是很安全的,可满足各种乳腺癌切除手术的要求，因此常被选用。

病友♥语:

今天是术后第二天。清晨醒来，我自己从床上坐起，感到精神好多了，然后独自洗漱干净，吃了他们给我买的早餐。一切都恢复了正常，又是"好人"一个，生活还是这么美好!

晚上输液，护士就为我拔了尿管，终于"解放"啦!马上就下地，上洗手间洗澡，全身都感到非常舒服，此时深深体悟到生命喜欢自由的特性。

每天我都告诉自己：我只是身体的某一个部位有病，我的心没有病。

——郭健

当然，较小的手术如乳腺针吸穿刺活检等则可选用局部麻醉，您如感紧张，可同时服用些镇静药。

18. 医师为何嘱我术前戒烟并暂停服用维生素等药物？

在您即将施行手术前，必须做好充分准备，以降低手术可能的风险，降低各种并发症的发生，使您处于最佳的健康状态，以完成手术治疗，其中就涉及戒烟。

抽烟有损您的健康，这已是人们的通识，为何在您术前医师要特别嘱您戒烟呢？这虽是一迫使您下定决心戒除此恶习的良机，但绝非吹毛求疵，而是吸烟确会增加您手术的风险。原因很简单，人体的细胞是需有氧供应才能生存及增殖，这些均是伤口愈合所必需的因素。而抽烟可使血管收缩及减少血内有效氧的供应，术后由于手术的损伤，伤口的血供原已减少，因此在抽烟及手术双重影响之下，致使某些细胞可严重缺氧甚至死亡，从而有可能导致伤口不愈合的感染，从而形成大量不美观的瘢痕。进而言之，抽烟可影响肺功能，如您术时采用吸入性全麻或应用镇静药，常会产生呼吸系统的并发症，再因术后伤口疼痛，或胸壁加压包扎等原因有碍深呼吸或咳嗽，影响呼吸道分泌物的排出，严重时甚或发生肺炎等并发症。所以您在术前直至术后数周内都应禁烟，以保护您的健康。

病友♥语：

进了病房就像来到一个新的大家庭，七八个病房有老有少，众多的病友中，有的已经手术，有的等待手术。大家互相询问病情，互相鼓励；一定要树立起信心！许多得了癌症的病人都是被吓死的。要坚强，不要被疾病吓倒！他们就像长辈或者姐妹，在等待手术的日子里，让我对癌症有了新的初步的认识，知道癌症不等于死亡，这么多姐妹都在与病魔抗争。我的心情一下好了许多。

——小飞

去掉沉重的思想包袱，我利用住院时间，主动到康复科接受乳腺癌心理咨询和康复指导。

——闫宇红

如能藉此而戒除此恶习，岂不一举两得，终身获益。请千万不要瞒着医师而继续抽烟，这绝对是对您自身健康不负责任的行为。

至于其他维生素或草药等最好也在术前停用，因有些维生素及保健品类中草药有可能会使凝血机制受碍，致使伤口出现瘀斑、肿胀等。所以为您安全计，非必需的治疗药物，各类维生素或保健品宜在您术前暂停使用。

19. 乳腺外科手术有哪些风险？

当您决定采取外科手术治疗乳腺疾病前，按规定需填写一知情同意书，医师会向您讲解有关手术方式的选择、风险大小，征得您同意并签字后才能施治。这是术前例行的步骤。当然，对您来讲，由于绝对缺乏这方面经验，甚或这是您的首次手术经历，当然会非常关注手术的风险。与手术有关的风险主要有出血、感染、肺栓塞、麻醉并发症等。

出血：这是一切外科手术均会面临的风险，但由于乳腺位于体表，出血可导致皮下血肿，易于被发现，尤其术后伤口内置负压吸引管的，更易于观察其出血量。一般由于乳腺手术的创面较大，除渗血外，尚有淋巴液、组织液等渗出液会较多，尤其在作剥离皮瓣的全乳切除术后，吸尽积液使皮瓣贴紧于胸壁，不但

病友♥语：

我觉得自己就像一棵草原上的野草，拥有坚强的生命力，狂风暴雨是不能把我打垮的，我又活过来了！

——郭健

【肺栓塞】 原在血管内的血栓脱落游离至肺动脉，造成该处栓塞，犹如冠状动脉栓塞形成之心肌梗死，是一临床上严重的并发症。

可防止积液感染，而且有助于伤口的愈合。当然，如溢液过多，色泽又较深，呈紫红色时，就需告知医师，请其考虑是否需加以处理了。

另外，如您患有高血压或在术前数周服用阿司匹林等抗凝药，或有出血倾向的需告知医师，以便及时检查您的出凝血状况，及时予以纠正。

感染：即使是无菌性手术，又在严格的无菌操作的条件下进行，在现今的医学条件下仍有一定的感染率，不过发生此种可能性的概率较低，一般不超过 1%。正由于是无菌性手术，一般不宜预防性地应用抗生素。当然，如在术前您身上有感染性病灶，需予以处理，以减少感染发生的可能。一旦出现早期感染的症状时，及时处理常不致造成严重后果。

【感染性病灶】指体内确实存在但又不易引起注意的各种由细菌感染引的病灶，如皮肤疖子、感染的龋齿或脚气感染等。

栓塞：可发生在术中或术后，此种血栓常发生在下肢。如血栓发生在肺动脉导致肺梗死就是一严重的并发症了。所以，术前对您目前的健康状况须作详细评估，包括用药、病史、家族史等，以便采取相应的措施。

当然，还有术时的麻醉风险，同于其他手术的麻醉，不在此专述。

20. 什么是原位癌，是否需作手术？

所谓原位癌也可称为非浸润性癌，是指癌细胞局限于上皮层，尚未突破基底膜，因此也不可能侵入血管或淋巴管，也就不可能发生淋巴或血行转移，从而也不致对生命构成威胁。所以，原位癌顾名思义，由于其病变仅在上皮层，因此与一般意义上的癌症有所不同。现今病理学的分类，甚至有人建议将其归入癌前病变，以显示其预后较好及与一般癌症的区别。原位癌因其病变的原发部位的不同，而有发生于乳腺导管的导管原位癌、起源于乳腺小叶的小叶原位癌，以及没有肿块的乳头派杰病。需加以说明的是原位癌只有做病理检查时才能加以确诊。一般临床上的各种检查方法是不能加以确诊的。正因为原位癌指的是癌细胞仅局限于上皮层，而并没有界定其范围或大小，因此其大小可达数公分，但只要其病变未超越基底膜均称之为原位癌。如果在同一侧乳房内虽有数个病灶，只要全部病变均局限于上皮层内，仍诊断为原位癌。

这两种原位癌的临床特点也颇不相同。小叶原位癌发病年龄较年轻，80%以上发生于绝经前女性，其病理特征也颇一致。正由于临床上无特异的症状，故常在乳腺因其他疾病作手术切除时，术后病理检查才被发现。唯一能发现的征象是在作X线摄片筛查时，可见有恶性钙化点，作活检后才被诊断。此病有多中心生长或双侧发病的趋势，主要危险是今后有可能发展成浸润癌，但发生率不高，约每年1%，所以总体而言预后较好。一般可采取服用枸橼酸他莫昔芬片，并予随访的方法处理，可使发生浸润性癌的概率下降

病友♥语：

术后的痛苦自不必说，在病房里的4天经历，令我终身难忘，也使我对生命感受更深了。人们都对我说："大难不花，必有后福"。我也这样祈祷！希望一切都能好起来。

对于疾病我们有时很无奈，能做到的是要调整好自己的心态。人的一生中会遇到许多坎坷，要有坚强的信念，它会支撑你渡过难关，迎来转机。

感谢这痛苦的生病过程，教会了我许多。它让我体会到了正常健康状况所不能体会的感情，让我变得豁达、开朗、宽容，懂得了用不同的视角看待问题。

——周莉萍

【多中心】 是指乳腺癌可以有多个相互间并不连续的多个原发的病灶。

50% 以上。当然最彻底的预防措施是作双侧乳腺切除，但因影响生活质量，一般还是建议服药，随访观察，因即使发展成浸润性癌治疗效果也是好的。

而导管原位癌则不但发病率远较小叶原位癌高，且发病年龄也较大，其临床表现也较多样。可表现为乳腺肿物，甚至可达数厘米大小，但更多的情况下并无肿块可触及，只是在 X 线摄片中见到乳腺组织中有弥散分布的泥沙状或小杆状钙化点，而穿刺证实为原位癌。由于穿刺取材仅是局部的组织，而非病变的全部，因此并不能除外全部病变中已有微小浸润的可能，也即是有部分区域癌细胞已穿透基底膜而达其下的血管或淋巴管，这样就有发生癌转移或扩散的可能，因此一旦活检病理报告原位癌时，须将术后的病理标本作全面检查，以除外有微浸润的存在，微小浸润的范围即使仅有数毫米，与直径已达 4 厘米的原位癌的预后是不一样的，治疗方案也因而不同。

如确系导管原位癌，由于很少有多中心的倾向，因此仅作局部广泛切除即可，除保证切缘"干净"，将病变完整切除外，既不需作乳房的术后放疗，更不必作腋淋巴清除。如已有微浸润则须根据其浸润程度而考虑是否作前哨淋巴结检查等其他治疗措施。因为小部分病例（6% ~ 13%）有可能会有微小转移灶的存在，在治疗时应加以考虑，在局部切除后，加作乳腺放疗，甚或全乳切除、腋淋巴清扫等。

另外，前已述及该类病例常是 X 线片上发现有钙化点而被诊断，因此须注意的是不论切下的标本或是病侧的乳房均须在切除术后再作 X 线复查，以确保病变部位的钙化区域确已被切除。

21. 何谓乳腺癌根治性手术，是否手术越彻底越好？

所谓乳腺癌根治术，实际上是一历史性名词，现今已逐渐被人们遗弃。一般直接以手术切除范围来对所施手术加以命名，这实际上也反映了人们对乳腺癌认识过程的发展。由于长期来人们认为乳腺癌是一通过淋巴途径扩散，从而危及生命的疾病，因此创造了将患有癌症的乳房、胸大小肌及其相应的区域淋巴结一并切除的手术，并取名为根治术，该手术创建于 19 世纪 90 年代，其问世确实在当时大大地提高了乳腺癌的生存率，以致更使人们认为手术治疗是能治愈乳腺癌获得长期生存的决定性因素。于是手术越做越大，各种扩大切除范围的根治术不断涌现。这个错误的观念至 20 世纪的后叶开始转变，人们逐渐认识到亚临床转移灶才是乳腺癌的致命因素，但乳腺癌根治术的概念终究几乎统治了乳腺癌治疗领域近一个世纪，因此人们至今仍习用根治术之名，而将保留胸大、小肌的根治术取名为改良根治术。至今在我国医疗资源欠发达的地区，受限于经济水平及设备条件，此手术仍

病友♥语：

如果我们由于身体的伤残而产生的心理障碍不消除，这种病态的畸形心理，不但使我们追求不到完美，反而会陷入更加苦痛的深渊。

直面躯体的伤残，骤增了内心的苦痛，这种苦痛又不能通过无名发泄而减轻，也不能通过沉默不语而消亡。如不正视这种苦痛，它会把一个人的精神推向崩溃的边缘。

消除了心理障碍，战胜了心理上的病态，就能走出自我苦痛的误区，走出自我虐待的困境。我们仍然要继续坚持不懈地追求自身的完美，积极完善自我形象，使自己尽快地成为心灵美、形象美的统一体，潇潇洒洒地重返社会。

——张家敏

在乳腺癌的治疗中占主导地位，相信随着医疗条件的改善，此类根治手术将逐渐淡出历史舞台。

22. 伤口为何置引流管？须注意什么？

　　举凡乳腺癌切除、腋窝清扫或乳腺重建手术等一般均须放置引流管，其目的有三：一是防止伤口内积液，缘因此类手术往往创面较大，剥离较广，因此伤口内除渗血外还包含组织液或淋巴液等的渗液，此类液体中富含蛋白质，是很好的细菌培养剂，因此将其排出体外有利于防止感染。其次，积液的排出，尤其置负压吸引的引流管，由于创面内负压的作用，可使皮瓣等组织紧贴胸壁或腋窝内创面，加速其愈合。另外，伤口内置引流也有助于观察术后伤口渗血状况，渗血较多时可及时采取加压包扎等措施，避免术后创面血肿的发生。

　　伤口引流一般有引流条或引流管两种，如置引流管有加负压吸引或不加吸引的两种。负压吸引的好处不但可将积液排除较彻底，渗液全部排入负压瓶或囊内，而且创面的敷料也较干净，一般临床习于采用。

　　引流置放的时日则需视引流量的多寡而定，一般4～5天即可移除，如患者较胖，积液排出仍较多，则可多留些时间，务必使其创面无积液，这也有利于术后上肢的功能恢复。所以，术后请保护好伤口的引流管，防止其脱出，以充分发挥其引流积液的作用。

23. 保乳手术是否安全？我适合保乳吗？

前已述及，随着人们对乳腺癌生物学特性的认识及早诊率的提高，保乳手术在乳腺癌手术治疗中的比例也日益增加。所谓保乳手术是相对于将乳腺完全切除的根治手术而言，一般包括乳腺肿块切除、乳腺象限切除以及其后的放射治疗。

乳腺肿块切除　指完整切除肿瘤及少部分围绕其周围的正常组织，也就是说其手术的全部切缘是"干净的"、无癌细胞的，其遗留在乳腺内的创面无癌细胞残留，所以手术切除的标本须在其切缘多处取材，做病理检查，如发现切缘不够"干净"，仍有癌细胞残留，则须再扩大切除，直至"干净"为止，以确保无癌残留在体内。该手术可使较多的乳腺正常组织被保留，此手术的目的是有效地将肿物切除干净，而又能保持乳房的外形不致受很大影响，术后再辅以放射治疗，这就是现今日益为人们所接受的乳腺癌保乳治疗，一般适用于较早期的浸润性乳腺癌。

象限切除　是另一种乳腺广泛局部切除的手术，需切除 1/4 乳腺，常易与乳腺肿块切除术相混淆。此手术常用于为了明确诊断的目的，而将疑有恶性病变的区域作整块的象限性切除，以乳头为中心向外作扇状楔形切除，直至乳腺组织边缘。此术后由于切除乳腺组织较多而常导致乳房变形。

病友♥语：

> 　在这些姐妹中，她们对待"癌"的心态，无论恐惧，还是坦然；是消沉，还是顽强，都有过一个共同的，甚至是残酷的经历，那就是在乳癌根治手术后的第一次沐浴，第一次直面自己伤残的躯体时的惊恐、震颤、痛不欲生、泪与水同流。
>
> 　"得陇望蜀"实际上是人之天性。贪心不对，但追求确是高尚的。我们这些乳癌患者术后，在生存的基点上，有更完美的追求是无可非议。
>
> ——张家敏

一般此种肿瘤局部切除术适合首次被诊断为乳腺癌的患者，且病变并非多发，局部仅 1～2 个癌灶，由于术后常须作放疗，因此孕妇或曾作过胸部放疗以及同时患有结缔组织疾病的患者均不适宜。当然，如病灶位于乳头或乳晕区局部切除后会导致严重变形的也不宜作保乳手术，还是以切除乳房为宜。另外，如肿块较大（直径超过 5cm）或乳房过小、肿块相对较大时均不宜作保乳手术，因术后易导致患侧乳房严重变形。当然，肿瘤超过 5cm 的乳腺癌有时也可通过术前化疗，使肿块变小，再施以保乳手术。

多数患者在施行肿块局部切除术后，可在术中对遗留的乳腺组织稍加处理，常不须再作任何乳房重建手术，仍可保持较好的乳房外形。如实在须作整形，也需待术后明确切缘无癌残留及外形改变的严重程度才能加以考虑。

此手术并非常规置引流，如渗液较多，医师会放置一软管引流，以防积液，一般数日后即可取出。该术后可略感伤口疼痛、肿胀，休息数日即可康复。有时肿块切除的死腔内会发生血肿，而须抽液及加压包扎处理。

为防止局部复发，保乳手术后必须辅以放射治疗。术后放疗与否直接关系到局部复发，现已经过数十年的临床实践证实，只要符合保乳手术的适应证，且术后辅以放疗，其远期疗效与根治术相同，但其生活质量却远高于根治术，不论在体能上或心理精神上均是如此，所以，请您放心，不要拒绝医师对您采用保乳手术的建议。

【乳房重建】当乳房因手术切除或乳腺组织切除过多影响其外形时，可藉自体的组织或其他替代材料予以修复，助其恢复乳房外形（而非功能）的手术。

【死腔】乳房因肿物或乳腺组织被切除后，局部皮下遗留一空腔，常易导致出血或积液。

【加压包扎】用敷料及绷带在包扎伤口时在伤口局部稍加压力，以防止伤口内渗或使皮肤紧贴创面的包扎。

24. 何谓前哨淋巴结? 活检有何意义?

前哨淋巴结顾名思义是原发肿瘤引流区域淋巴结中最先接受来自肿瘤的淋巴引流,最早发生淋巴转移的淋巴结,它的存在说明肿瘤的淋巴转移可以按预测的顺序转移,即先转移到前哨淋巴结,以后才通过此淋巴结转移到远处淋巴结。

这一现象首先在动物实验中被发现,距今也仅 35 年。随着淋巴显像设备的更新及检测技术的提高,被应用于乳腺癌病人的检测也仅近 20 年的历史,但却引发了乳腺癌外科治疗的一次革命。现今已在乳腺癌的外科治疗中起着举足轻重的作用。前已述及乳腺癌的外科治疗有手术越做越小的趋势,除了保乳手术日见盛行外,余下的问题就是有关腋淋巴清扫了,因在多年的实践中已知腋淋巴清扫术与术后患肢水肿并发症的发生密切相关,虽然患肢的水肿对生命不造成威胁,但对生活质量的影响甚巨。日常生活中不论从事何种活动,均离不开双手,当您上肢完好时,并无所感,但一旦患肢发生水肿,就感诸多不便,深受其累。作者曾遇一患肢水肿又反复发生丹毒,以致上肢象皮肿,而要求截去其上肢者。由此可见一般。遗憾的是临床在此之前又无良法预测腋窝淋巴结是否已有转移,而决定腋窝清除术的取舍,而在"根治术"盛行的过去,宁"左"勿"右"思想的指导,凡癌必做区域淋巴清扫,

【腋淋巴清扫】将腋窝内的淋巴、结缔组织连同脂肪一并清除,仅保留血管及神经。

【患肢水肿】由于腋窝内的淋巴均被清除,因此使上肢的淋巴回流受阻,而导致肢体水肿。

【象皮肿】上肢由于淋巴液的积贮而发生肿胀,严重时皮肤也可增厚变粗,有如象腿,称之象皮肿。

尤其如出现腋窝积液合并症时则上肢水肿的合并症更是屡见不鲜，广大医师也深感患者术后饱受上肢水肿之苦。

为了减轻其危害，遂采取了缩小腋淋巴清扫范围的做法。原本清扫术的要求是彻底清除腋窝的Ⅰ、Ⅱ、Ⅲ级淋巴结，为了减少上肢水肿的发生，也考虑到腋顶部的第三站淋巴结转移机会较少，而现已予以保留，当然即使如此，仍不能避免切除的淋巴结并无转移的过"左"结果。

现今，由于前哨淋巴结活检的开展，情况就大为改观了。在作乳腺癌手术时，先作前哨淋巴结活检，如阴性、无癌细胞转移，就可免除腋清扫手术了。这岂非是乳腺癌患者的一大福音。

当然，要作此淋巴结活检，先得找到此淋巴结，不然如何能将其送作活检？现今有两种识别的方法，一是放射性核素示踪的方法，另一种是颜料染色的方法，以显示前哨淋巴结。前者需在术前即将示踪剂注入，术中用γ探测仪将此淋巴结检出；后者可在术时进行，就其颜料染色指引，肉眼即能检出。

【示踪剂】是指能显示其踪迹的试剂，可以是染料或核素，注入人体局部后，可循局部的淋巴管道而引导至该处淋巴结。

提示：无论是放射性核素示踪法还是颜料染色均会有假阴性及假阳性之误，所以临床上常将此两种方法合并使用，可使其准确率达95%以上。若前哨淋巴结活检阴性，证明无癌细胞转移，也就是说在此类病人中可以用前哨淋巴结活检代替腋淋巴结检查以免除腋淋巴清除术，从而避免了患侧上肢水肿的发生。

25. 何谓乳房重建，如何考虑？

随着时代的演变，对生活质量及治疗措施的需求也均随之而异，以往良药苦口是人们的共识，可如今要求的是良药"可口"，乳腺癌的手术治疗也是如此，不仅切除范围逐渐缩小，即使被切除后，也希望医师能妙手回春，仍还我一能令人骄傲的完美乳房。因此乳房重建或再造手术就日渐受到一些乳腺癌病人的青睐。爱美乃人之常情，无可非议，而现今的医学又确实给您提供了多种可加选择的机会。当然，这虽然是您的个人问题，但在作此决定前宜先与您的爱人沟通，并告主管医师。根据您的具体情况，是否适宜作重建手术？何时重建更合适？均须征求医师的意见，必要时还须经整形科医师会诊，因为还涉及是植入假体或采用自身的组织？自身组织又取自哪里？胸壁或腹壁？甚至还会考虑到即将实施的切除手术如何有利于其后的重建等等。总之，有关重建手术问题，应在您首次治疗前就有周全的考虑，避免术后心血来潮，再要求重建，常会使自己陷入较被动的处境，难以取得较理想的结果。

有关重建手术的时间及类型的选择常有赖于乳腺癌的期别及病情进展程度，您自身的条件，脂肪组织是否丰富，切除术后是否还须作放射治疗等因素。因此是否考虑重建应尊重您个人的决定，但能否重建？

作者曾有一患者，系一著名钢琴家，她强烈要求希望她在作乳腺癌切除手术麻醉复苏后醒来，发现仍有乳房留在自己的胸壁上，这是她的最大心愿，后果然如愿以偿，对她身心的康复有莫大助益。

何时重建？采用何法？就须结合主观要求及客观条件，根据实际情况才能作出最佳实施方案。

多数患者在得病之初，常急于施术将病变切除，将全部精力均集中于求生存，而无暇顾及其他。其实，乳房再造不但不会延迟您目前的治疗，也不会影响您的长期生存及日后一旦局部复发的及时诊断。您不妨可设想一下您乳房切除一年后的情况及在那时可能的要求。我们建议您不妨稍微花些时间作些调研，向一些"前辈"，特别是已作乳房重建的病友咨询相关问题，也可查阅一些有关资料及图片，然后作出您的决定。因乳房重建不仅是外形美观的问题，也涉及心理问题等。因此，请您在作手术治疗前，对此问题稍加考虑。

提示： 保留乳房与根治性手术的救命价值相同，因此患者选择哪种方法都没有原则性的错误。患者之所以拒绝保留乳房最主要的还是对保留乳房的治疗效果缺乏准确认识。另外，虽然保留乳房的手术打击比根治性手术小，但术后必须进行放疗，这不仅需时间，也需要一定的费用，并且存在一定的放射损伤。应该说保留乳房治疗总体上讲还是比根治性手术更值得考虑的。另外，由于知识、观念和心理素质等复杂原因，有的患者虽然在道理上会理解保留乳房治疗，但心理上还是把自己病变的乳房当作定时炸弹看待，只有切除乳房才能结束其提心吊胆、战战兢兢的生活。这种情况下保留乳房实际上并不能体现出改善生活质量的价值，应该考虑根治性切除。（摘自《解读乳腺癌》）

26. 乳房重建有哪些方法？重建后与对侧是否相同？

乳房重建一般有假体植入及自体组织修复两大类，前者较简易常用，常在做乳腺切除术的同时在胸肌下置入一组织扩张器，术后可在此扩张器内逐渐注入消毒水，历时数周，可使此扩张器渐被扩张有如一球囊。由于覆盖此扩张器上的皮肤、肌肉均被伸展，因此会有紧迫感而不适。直至被扩张到与对侧乳房相仿的大小，则将此扩张器取出而置入一永久性假体，此假体内可含有机硅或盐水。手术并不复杂，一般次日即可出院，2 ～ 3 周即可康复。

自体组织的乳房再造术常用的组织是腹部的腹直肌及背部的背阔肌。虽然取材的部位不同，但原理相仿，均是取一有血管及神经支配的带蒂肌肉脂肪组织，转移至胸壁乳房切除后的缺损处，重建一外形如乳腺的组织，因此手术较假体植入复杂，必须保证此肌肉脂肪组织血供及神经支配完整无损，不然会造成组织的损坏而导致手术失败，其优点由于均是自身的活体组织，因此仍保留相应的弹性及感觉；较大的缺陷则是该手术乃是割肉补创，拆"东墙"补"西墙"。从腹壁取材易造成腹壁薄弱，易发生腹壁疝，也影响日后提重物。从背部取材的由于背阔肌是人体颇具功能的肌肉，将其利用作乳房再造后，势必影响其原有功

【假体植入】利用非自体的组织植入体内，以补偿自体组织的缺损。

【自体组织修复】利用自体其他部位的组织，如肌肉、脂肪等移植于身体的某部，以修复该处的组织缺损。

能，因而有碍于游泳及打高尔夫球等活动。

有鉴于此，为了避免带蒂肌肉瓣用于乳房再造后导致原处肌肉缺损而产生的后遗症，随着显微外科技术的发展，又开创了利用腹壁或臀部脂肪组织，整块游离移植于胸壁作乳房再造，但必须注意保留该移植组织的血供系统，将其主要供应血管的断端与胸壁的血管相吻合，以保证此移植至胸壁的脂肪组织仍有充分的血供。由此可见该手术的技术要求较高，须由掌握此技术的专业整形外科医师才能胜任。腹壁脂肪较厚的女性，可自腹壁取材，不然则可从臀部皮下切取相应组织。

有时患者做了个切除较大肿块的保乳手术，由于手术侧乳腺缺损较大，造成双侧乳腺的大小不匀称，颇影响外观。修复之法，不外两个方案，一是施术缩小对侧乳腺的大小，使其与患侧相对称，另一法是在患侧乳房的缺损处置植入物，使其外形与对侧相仿。

至于乳头及乳晕的重建，由于部位的选择殊为重要，须与对侧相对应，因此一般在乳房重建术完全康复后再予考虑，不在此赘述。

27. 乳房填充物有哪些？有风险吗？

所谓乳房填充物是以外科手术的方式，植入于女性胸壁，以增大或美化乳房外形，或在乳腺切除及其他手术后用以重建乳房。

自 20 世纪 60 年代乳腺填充问世以来，已近半个世纪，其材料均由硅橡胶制成，不同者其囊内含有的内容物有无菌盐水或硅酮两种，当然，还有大小不等各种型号。其置入人体的胸壁部位也有三处，胸肌与乳腺组织之间、胸肌之后或在肌肉瓣之后。您必须牢记的是，此手术虽风险不大，但一定要有经验的专业大夫施行，且选用的填充物要有明确的注册商标，并经有关部门论证是可以置入人体的才可使用。

由于填充物为硅酮的，不论其外形或手感均较无菌盐水为佳，所以易为大多数医师或患者所接受，其缺点是当置入后而覆盖其上的软组织较少时，易发生填充物囊壁挛缩的并发症，可造成乳房不同程度的变硬或变形。当挛缩严重时，尚可引起不适，此种情况常易发生在植入部位在乳腺后胸肌前；而植入体较大，乳腺组织又较少时，或当曾有渗血或轻度感染时，也易发生。填充物注盐水的则较坚实易于被触及，且当活动身体时，可有液体晃动之感，而且外囊能起皱纹，即使注满盐水，也难以避免。尤其当覆盖此植入假体之上的软组织较薄弱时更然。当然，此一特点一般不易被人注意，尤其在有着装的情况下。如果此注盐水的假体一旦发生破裂，无菌盐水渗出，也可很安全地被吸收，同时会发现乳房慢慢地或很快地变平坦。此时则可及时予以更换，将已破裂的假体取出，另置入

病友♥语：

躺在病床上，时时收获着灵魂中漫溢着的思想。哦，谢天谢地，至少我以一个新的形象开始新的生活，这种机会不是所有的人都能碰到的。

——宁平

一新的假体。该手术较为简单，不致影响您的健康。

若是硅酮假体破裂或渗漏则不易被即刻发现，常可引起局部疼痛或变形，可作 MRI 检查以明确诊断，如被证实有渗漏，则需尽早手术予以取出，并对局部已漏出囊外至组织内的渗液进行清除，以避免肉芽肿形成的硬结节。当然，术后的恢复就远较前者为甚了。

您可能听说过在 20 世纪 90 年代初期美国的"乳腺假体风波"，当时有一学说，认为人体内植入硅酮类假体有可能诱发女性的结缔组织或自身免疫性疾病，例如风湿性关节炎、狼疮及慢性疲劳综合征等，以致引发在市场上召回此类产品，后历经 10 余年来的法律诉讼及包括哈佛医学院在内的多个著名学术单位的长期观察研究，最后美国 FDA 的结论认为经综合考虑，由乳腺假体的植入而引起上述疾病的危险是很低的，所以市场上又恢复供应，而且各公司也纷纷研究各种不易渗漏或破裂的囊壁材料，其填充的内容物也改良成内聚性的有如树胶状而不易渗漏的新型填充物，以防渗漏并发症的发生。

乳腺假体的植入虽不致诱发有碍健康的疾病，但植入假体有可能影响乳腺 X 线摄片及前哨淋巴结活检对乳腺癌的诊断。首先，由于作乳腺 X 线摄片时，须对乳房施压，有可能导致假体的破裂；另外，由于植入假体的影响有可能使某些乳腺病变被遮盖而漏诊。对已作乳房假体植入整形的乳腺癌患者，需注意原植入术的切口，一般作腋下横切口的无妨，其他如乳晕切口等有可能已将引流淋巴管切断，而影响前哨淋巴结的显影。另外，乳腺癌术后放疗也有可能影响植入体的周围组织，导致乳房异常的坚实或外形的改变。

之三

术后化疗

　　现已知，对已有淋巴结转移的浸润性乳腺癌而言，如不施以术后化疗，约有 3/4 以上的患者会出现远处转移，即使无淋巴结转移的患者，由于亚临床转移灶的存在，也还有约 1/3 的患者有发生远处转移的可能。因此，您虽已顺利地做了乳腺癌切除术或根治术，甚至在术前已实施了新辅助化疗，但此时并不意味已万事大吉；对您而言，真正的威胁是术后可能发生的远处转移。而术后辅助化疗可以显著降低乳腺癌的复发危险，从而提高治愈的机会，这已是实践证实的定论。但众所周知，化疗也是利弊共存的双刃剑，如何才能增其利而减其弊，使您从术后辅助化疗中获取最大的效益，这是每位将接受化疗的患者所面临的挑战。

28. 医师为何不建议我做术后化疗？会否增加复发风险？

前已述及，化疗在乳腺癌治疗中的重要性，但又是利弊共存的双刃剑。由于人们对乳腺癌的主要危险源自亚临床转移灶的认识日渐深化，且新的有效的化疗方案不断涌现，因此乳腺癌的术后辅助化疗的确在逐渐扩大，某些即使腋淋巴未转移的患者也考虑化疗。但对术后复发风险较小的乳腺癌患者，由于其能从化疗获益的可能性显然要低于复发风险较高的患者，但化疗对正常细胞的不良反应却并不因此而相应降低。因此衡量其利弊，除乳腺原位癌的患者外，也尚有一部分无腋淋巴转移的浸润性乳腺癌患者也可考虑不作术后辅助化疗。当然，这些患者的复发预测指标都是属于低危险的。

最通常的不用术后化疗的指征是无腋淋巴转移的Ⅰ期乳腺癌（肿瘤 < 2cm），且其雌激素受体 ER、PR 中必须有一项是阳性，就可在术后单用内分泌治疗而不予化疗。如雌激素受体阴性者，即使肿瘤小于 2cm，且无腋淋巴转移，一般也应予以化疗。但在此类病例中又可细分为肿瘤小于 0.5cm 者均不予术后化疗，或肿瘤虽已达 1cm，但是属于特殊病理类型的黏液癌或小管癌，或虽不是特殊类型癌，但细胞分化较好，又无血管淋巴管浸润，也可免去术后化疗。总之，

【雌激素受体】乳腺癌细胞可分为具有雌激素受体（ER）或孕激素受体（PR）的雌激素依赖型或不具备此类受体的非雌激素依赖型。具有此类受体的则可用内分泌治疗。

术后化疗与否要基于患者的具体情况衡量利弊。同理，如您有全身其他脏器的严重合并症，则是否再作化疗就另当别论了。因此，您可设想您的主管医师如决定不给您行术后辅助化疗，一定是有所依据，这也是说明您属于预后较好、复发风险较小的乳腺癌患者，应为此而感庆幸，不必过虑。

【严重合并症】常是指在您患乳腺癌的同时，尚伴有其他如心、脑、肝、肺、肾等主要脏器中的较严重疾患。

29. 如何选择规范性的化疗？

　　您如欲从化疗中获取最大效益，最关键的是接受规范性的化疗。何以见得？因为乳腺癌是目前全球接受术后辅助化疗病例最多、历时最长、使用的有效药物及方案最多的癌瘤，在众多的医师及病友与乳腺癌的共同斗争中，取得了极其丰富的成功经验及失败的教训。已积累了较为成熟的治疗方案及规范，这些前人用生命为代价所换取的宝贵财富应成为您予以借鉴、成为您成功治愈乳腺癌的重要资源。而且随着时代的演变，经验的不断积累以及新的药物不断问世，各种不同药物组成的方案也在不断演变、更新，使其疗效更好，而不良反应更小，正在逐渐从"良药苦口"向"良药可口"的方向转变。如20世纪70年代肯定了以环磷酰胺为主的方案的疗效，至80年代已被阿霉素所替代，而进入90年代，以紫杉醇为主的方案又显示了较阿霉素更佳的效果，到了本世纪各种靶向

【规范性化疗】是指已被众多医院及行业专家所接受的，各种针对乳腺癌的不同病情疗效较好的经典性化疗方案，并已被写入教科书或各种治疗规范。

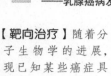

【靶向治疗】随着分子生物学的进展，现已知某些癌症具有各种不同的靶点，针对这些靶点或靶位施以有选择性的治疗，称为靶向治疗。

治疗药物的问世，又出现了各种与靶向治疗药物联合的治疗方案，疗效更有提高。以上述的各年代的代表性药物为主的各种化疗方案，国际上均有数以百计的文献报告，累计的病例也不下数十万，且在此基础上已形成各种疗效较好的经典性方案，针对诸如是否已停经、腋淋巴结有无转移等，各种不同情况患者具有指导意义的规范性化疗方案。而国内外的一些学术团体又在此基础上系统地总结了一些治疗指南及规范，这些规范的发展已日臻完善，且定期根据临床治疗的进展，将新的经验、新的药物不断加以充实及更新。因此，虽然各种化疗药物名目繁多，也均有杀伤癌细胞的功效，但这种有针对性的、又证实有效的方案并不很多，因此您必须根据您的个体情况，选用相应的规范性治疗方案。

30. 是否化疗时间越长、剂量越大效果会更好？

【化疗疗程】疗程是根据多年来实践的经验，而总结出来的进行治疗的日程，化疗的疗程则是指须进行化疗的具体时限。乳腺癌的术后辅助化疗一般半年左右。

有关化疗的疗程也是大家颇为关心的问题。经研究，6个月以内的短期化疗与一年以上的较长期化疗就其疗效而言，不论生存率或复发率方面均无差异，而缩短化疗周期不但有助于保护患者的生活质量，而且也可更早开始作内分泌治疗。所以现今一致建议术后辅助化疗以不超过半年为宜。那么用药的剂量能否由于国人体质较弱而可加以减量呢？虽然用药剂量是经过严格的动物及临床试验加以确定的，但文献上也有不少涉及剂量强度的研究，一致的意见认为比较高的剂量可以有较多机会获得生存率的改善，如剂量强度减少，其疗效也相应下降，如减至原强度的65%，则其效果与不作化疗相仿。目前规范化方案的剂量就是根据这些类似研究的结果而加以推荐的。何况现今的用药剂量根据个人的身高、体重而各异，国人的实际平均用量已低于西方人，又有众多针对化疗不良反应的"护驾"药物相助，所以您可不必过虑。

31. 术后何时开始化疗？与其他辅助治疗的顺序如何选择？

除上述术后化疗必须遵循的重要原则外，为了尽量争取最好的效果，还须注意以下细节。一是术后化疗在您体力许可的情况下，最好尽早开始，一般可在术后2～3周，不要超过术后1个月就开始按周期实施化疗，并且不宜中途停顿，而要争取一气呵成。其次，不要与内分泌治疗同时进行。虽然众多的病例已证实化疗与内分泌治疗联合应用可以显著提高疗效，但须注意的是此效果是在化疗结束后再应用枸橼酸他莫昔芬片等内分泌治疗所取得的。如两者同时应用则不但降低了顺序应用的效果，其疗效仅略较单独应用化疗稍有

病友♥语：

"癌症"这个词对我来说十分陌生，只知道十分严重，但到底险恶到什么程度，还是知之甚少。虽然也曾难过流泪，但心中总怀有希望。术后随即开始化疗，尽管有诸多不知，一向要强的我都咬牙坚持下来，心中总有一个愿望，我要好起来！

——周莉萍

提高外，却使不良反应明显增加，甚至可出现严重的血栓性疾病，岂非得不偿失。另外，术后化疗不应在放疗后施行，不要因为已有腋淋巴转移，为了更好地控制局部病变而先施行放疗。我们必须牢记对您最大的危险是远处转移。因此消减现已可能存在的亚临床转移灶是当务之急，何况全身性的化疗不但能减少您远处转移的风险，同样也有助于您局部病变复发的控制，而放疗后由于放疗对局部的影响，使血运被破坏，会影响药物对局部的作用。

32. 为何化疗总有不良反应？

不论哪一类化疗药，均是有细胞毒性的，我们也正是利用这种毒性来杀死癌细胞。但令人遗憾的是，凡对癌细胞有杀伤毒性的药同样对正常细胞也有损害，而且这种损害是恒定的，无一例外。相反癌细胞倒有时会有耐药性的产生而对这些细胞毒类药物反而有抵抗力。而且对人总体而言，抗癌药物对人体正常器官及细胞的损害远大于对肿瘤细胞的损害，因为癌细胞在人体内与其他正常细胞相比较总是占极少数。但是就目前对乳腺癌的治疗而言，化疗对防止复发、转移与挽救生命的贡献尚无其他可替代的方法。实际上是以牺牲正常细胞为代价，来换取对癌细胞的杀伤。这虽说不上是舍生取"义"，但却是"舍不得孩子套不着狼"。

那么，这岂非得不偿失。其实不然，因为正常组织在化疗后的恢复是协调有序和较快进行的，而肿瘤组织则相对较缓慢且无序，在正常组织已恢复到可耐受下一次打击时，肿瘤组织尚远未恢复，因而我们就可利用此"时间差"取得化疗的最大效益，在"疗效"与"安全"这对矛盾中使其逐渐向有利的方向发展，您明白这道理后将有助于您调整心态，更积极地面对化疗的挑战。因此也就不会牺牲原则，对延长周期间隔或降低给药的剂量强度提出要求了。

既然化疗是一全身性的治疗，因此对人体各组织器官也均有影响，如血象的减少、消化道反应，肝、肾、心、肺毒性，以及神经、皮肤、膀胱的毒性，甚至还会有过敏反应及性功能低下等。当然，各器官的毒性又因各种药物的不同代谢途径而有所区别，但患者与医师关注的重点往往并不一致。患者常常关心的是脱发、恶心呕吐、全身乏力等这些主观症状，而医师更为注意的是肝、肾、心功能的改变，以及反映这些脏器功能的各种化验指标及血象等的变化。其实殊途同归，无非均是关心如何能顺利地按计划完成化疗，争取获得化疗的最大效益。

那么，为何几乎每位化疗病人均会发生脱发、恶心呕吐或白细胞下降呢？因为各种化疗药物对生长活跃、代谢旺盛的细胞杀伤力最强，这样才能杀

病友♥语：

今天进行了第三次化疗，反应加重了，我在尽力坚持和适应手术及化疗对身体造成的影响。虽然我极力地控制自己，但是我的人格明显退缩，情绪也很不稳定，情感上的需求很强。我知道这种矛盾心理来自两个我：一个脆弱无助的自我，一个善良、慈悲的超我。怎么会变成这样？有时候我自己都嫌弃自己的变化，我对自己说，这不是我，这只是因为疾病而造成的身体、情绪、心境的暂时状况。

我深深感悟到：人的心灵是如此脆弱，只有当身体健康时意志力及控制力才能帮助心灵，才能驾驭心灵。

——郭健

病友♥语：

在很勉强的情况下，我坚持做了第四次化疗。我几乎完全被击垮了，身体很虚弱，连说话和抬眼皮的力气都没有了，头发大把大把地脱落，手指和脚趾甲床发黑，面无血色。盗汗、恍惚、恐慌，使我常常处于虚脱的状态，失眠、易伤感，甚至不敢独处，完全失去了自我控制。

我增加了瑜伽的呼吸法和冥想的练习，默默地体验、承受一个化疗病人的一切痛苦感受，让自己静观化疗后的一切不良反应，等待着这一切的结束。

——郭健

伤生长活跃、增殖快速的肿瘤细胞，而在人体内的正常组织细胞中，增殖最活跃的是毛囊细胞、胃肠道黏膜的上皮细胞及骨髓造血细胞。因此，这些组织细胞在化疗时就首当其冲，受影响最严重，以致很早就出现脱发、泛恶、呕吐、血象下降等症状就不难理解了。好在正因为这些细胞增殖快速，所以恢复也较快，尤其是脱发，当化疗结束后不但仍可还您一头美发，而且有可能还是带卷儿的较原发更美呢。

33. 如何减轻恶心、呕吐副作用?

恶心、呕吐是化疗的最常见副作用，其因有如脱发及贫血，缘因胃肠道的黏膜上皮细胞也是增生活跃、代谢较旺盛的细胞，因此极易受化疗药的影响。现今各种新型的止吐药不断问世，已使呕吐的发生率有较大幅度下降，即使如此，恶心、呕吐等化疗不良反应仍会困扰一些身处化疗期的乳腺癌患者。有时在开始应用某一新药时，如内分泌治疗、甚或止痛药也会引起令人难忍的泛恶，严重时甚至会拒绝进食，而导致脱水。在您已按医嘱施以有效抗不良反应的药物治疗外，不妨通过改变您的饮食口味或一些小技巧以辅助您减轻恶心、呕吐的症状。

● 在每次施行化疗前宜进食轻淡饮食。

● 每次只能进食少量食物及饮水。

- 选用无刺激性的不加调料的味淡饮食。

- 当有泛恶感觉时，可食饼干类干食。

- 在进食时宜限制水分的摄入，可在两餐之间充分饮水。

- 饮用清淡饮料，如白水、茶、苹果汁或撇去油腻的清汤。

- 宜进食冷食或与室温相仿的食物，避免过热食物或有强烈气味的食物。

- 禁食高脂肪等膏粱厚味及油煎食物。

- 忌辛辣饮食、咖啡及含酒精饮料。

- 口含有薄荷味的硬糖或在鼻唇间涂抹薄荷味的香膏，使您经常处于薄荷味的芳香之中，有助您减轻或防止泛恶。

34. 化疗期间须注意些什么？

由于化疗药物的不良反应，前已述及可产生各种脏器的并发症，有关心、肝、肾等实质脏器的损害以及恶心、呕吐、血象下降等由医师在治疗过程中，用各种相关解毒或保护的药物加以处理，您作为病人，又如何在日常生活中加以注意，尽量减少各种不良反应呢？

多饮水：由于各种化疗药物进入人体后药物及代谢产物均须经由泌尿系统排泄，如该类有害物质浓度过高或在泌尿系停留时间过长，均会对肾及膀胱产生较强的不良反应。因此您必须每天记录您的尿量并

病友♥语：

五年了，我深刻感悟到：病魔并不可怕，可怕的是自己把自己判了极刑。人生在世几十年，在历史的长河中仅仅是一瞬间，在有限的生命中，要活得充实有价值，就必须勇敢地面对现实，还要善于调整心态，这样一定能寻找到快乐。经历了病痛折磨，经历了生死较量的我，正在重新塑造自己的潇洒人生。

——郭忠秀

【膏粱厚味】指油腻、味重的荤腥饮食。

【元鱼】乃鳖之俗称。

注意观察其色泽，使每天尿量保持在 2500 毫升左右，如尿量过少或色泽过深，则告诉医生，以便采取措施帮助您增加尿量。

善珍摄： 化疗期间对整个机体的能量消耗甚大，注意养精蓄锐，善自珍摄，避免过劳，以保存体力。除注意体力消耗外，也须避免多思过虑，使精神放松，如您是音乐爱好者，可收听些轻快而松弛的轻音乐，甚或引您发笑的相声等，中医有忧思伤脾之说，这样可助您减少消化道及失眠等反应。

精饮食： 可进食些高热量、富维生素而清淡的饮食，但又要避免过量摄取高热量食物，避免膏粱厚味。由于化疗期间食欲必不佳，进食量定会减少，因此食物以少而精为原则，如酸奶、可可及各种果汁饮料，胶东民间有晨食一海参或多食元鱼之说，海参富含清蛋白，易被人体吸收，也宜注意多食水果及蔬菜，睡前口服蜂蜜水，并按摩腹部，以防化疗期间常发生的便秘。严禁烟、酒及各种刺激性或粗糙生硬饮食，以防口腔溃疡的发生。

防感染： 由于化疗期间白细胞低下，易发生感染致使您雪上加霜，因此必须注意加强预防，除注意充分的休息外，一定注意保暖，室内适当通风，并避免与感冒患者接触，外出时戴口罩。体内有小的感染灶如龋齿、疖子、足癣等均须及时予以处理。注意饮食卫生，餐具必须消毒，养成餐前、饭后均刷牙的习惯。

注意体温变化，稍有升高，须查其原因，以发现早期感染。住院期间更应减少探视，并每日消毒病房。

慎活动：每日虽仍应维持适当的活动，如晨间至空气新鲜的室外作散步、打拳或做操等适度的活动，以增食欲、促睡眠，保持健康的心态。但动作宜慢，避免跑、跳等较强的体力锻炼。化疗期间避免走亲访友等社交活动，以及去影院、剧场等文娱场所参与各种群众性活动。不妨可约请少数挚友来家小聚，以解想念及寂寞感。总之，应减少各种集体活动至可控范围。

之四

放射治疗

　　放射治疗是手术治疗之外的乳腺癌另一种有效的局部治疗方法，有助于清除手术无法切除的局部亚临床转移灶及控制局部病变的进展，因此有其独特的治疗作用。现今随着放疗技术的改进，不仅产生高能射线的加速器已得到普遍应用，而且三维定位的技术也已普及，使放射治疗的疗效有很大提高，副作用也明显减轻。但即使如此，放疗的价值也是有限的，应强调严格掌握适应证，治疗也应适度。

35. 我做了根治手术为何还须作放疗？

放射治疗是一种重要的局部治疗方法，也是手术治疗的延伸，可补充其不足，其主要作用是为了防止乳腺癌根治或治愈性手术后局部复发的可能，一般在三种情况下，可采取术后辅助性放疗。

首先是作局部肿块切除的保乳手术后，除少数复发危险很低的患者外，术后放疗成为保乳手术的重要组成部分，这已成为常规，因为保乳手术后如不作辅助性放疗，则在术后两年内有 40% 的患者会发生局部复发，如施行放疗可使局部复发率降至 10%，效果非常显著。因此，也可以说，如没有术后放疗，保乳手术就不可能被接受。

其次是腋淋巴已有转移，但对于有多少个淋巴结转移才是放疗的指征，尚存在分歧意见。主要是由于放疗对患者可能的利弊判断不一，所以对 1 ～ 3 个腋淋巴有转移者，被视为相对指征，而 4 个以上淋巴结有转移时，大家已取得共识，应予以放疗。当然，还有一应予以考虑的问题是转移淋巴结的比例，设想如共检测了 20 个淋巴结有 2 个淋巴结转移，与只检测了 5 个淋巴结也有 2 个淋巴结转移的概念是不一样的，后者更倾向于考虑放疗。

三是局部肿瘤较大或浸润较明显的乳腺癌术后。所谓肿瘤较大一般是指 5cm 以上，因此凡肿瘤大小不

【相对指征】常指对某种诊疗方法的效果尚未绝对肯定时。

【转移淋巴结比例】在全部病理检查的淋巴结中，有转移的淋巴结的比例。

到 5cm，而腋淋巴又无转移者，则不考虑作术后放疗，因为这类患者术后局部复发的机会不大。但如肿瘤直径已超过 5cm，手术切缘阳性，或切缘小于 1cm 的患者，由于其局部复发机会增加，应予以术后放疗。

总之，放射治疗虽然是一种有效的局部治疗手段，可有效地控制在照射野内的亚临床病灶，以预防其局部复发，但也并不是说手术和放射治疗两种有效的局部治疗方法的叠加，效果也会相应的提高，而是应严格地掌握其指征。放疗的总趋势有如逐渐缩小手术范围的手术治疗，若干年前只要有腋淋巴转移的乳腺癌一律均作放疗，现今如腋淋巴结有 1、2 个转移，只要手术较规范（清除足够数的淋巴结），综合判断患者的预后较好，就可考虑不再辅以放疗，因为有可能得不偿失。

提示： 如您已确定须作术后放疗，放疗科医师会先给您作定位，对照射野予以明确的标示，以保证每次放疗的射线均照在须治疗区域。照射时，医生会尽可能保护您的其他正常组织及器官如心、肺等免受放射损伤。其照射过程类似拍照 X 线胸片，并无其他主观不适的感觉。当然，照射时间稍长，但一般总耗时也就半小时左右。

36. 放疗期间会有哪些风险？如何预防？

放疗作为一种对癌细胞有杀伤作用的有效治疗，除对照射野中的正常细胞会有一定损害外，射线照射人体后也可对人的整体造成损伤。近期的不良反应有全身及局部两种。

全身反应主要表现为食欲不振、泛呕等消化道症状及乏力、头晕、全身不适、体力下降等反应。这些反应的产生不仅与您的身体状况有关，也受心理因素的影响，所以您应在放射治疗前就做好充分的思想准备，保持良好的心态，并注意调节饮食，充分地休息，满怀信心地接受治疗。

局部反应主要是皮肤的放射反应，此种反应每人均有，其区别只是反应的程度不同而已，此又与放射剂量的大小及个人的皮肤状况有关。轻的仅有皮肤潮红，有烧灼及刺痒感。随着照射的继续，皮肤色泽可由鲜红转为暗红，且可伴有脱屑，此称为干性反应，外敷薄荷粉制剂止痒即可，无需特殊处理。另一种为较严重的湿性反应，皮肤可高度充血、水肿，并可有糜烂及水疱形成，且有浆液性渗出，此时宜采用暴露法，视其渗出程度涂以烧伤软膏或用呋喃西林液湿敷，以防感染。为了减轻或防止上述皮肤反应，在照射期间应注意保护皮肤。保持皮肤清洁及干燥，尤其是双腋下、乳房下及颈部领子摩擦处。为了避免皮肤损伤，

【照射野】 直接被放射线照射的区域。

【暴露法】 创面不置任何敷料，直接暴露于空气中。

应选轻柔、宽松及吸湿性强的纯绵内衣，照射野可用温水及柔软毛巾轻轻拭洗，忌用肥皂，更不可擦酒精或抹油膏等刺激性药物，皮肤有脱屑时忌用手撕，局部避免曝晒，更应注意在照射野内不能用氧化锌胶布。当然，这些放射反应会随放射治疗结束而逐渐恢复。

37. 为什么说放疗是"软刀子"？是否治疗结束后还会有其他不良反应？

放射治疗近期的损伤固然会给您带来一定的痛苦，但其远期并发症可能对您的健康影响更大，而且通常又未能被引起足够注意。例如您做了保乳手术，您的乳房可能会色泽较深，较坚实，甚或稍肿胀或萎缩，但这均无损您的健康。但如出现患肢水肿或心肺并发症就不一样了。因此，与手术及化疗的并发症相比，放疗的远期并发症更应引起足够的关注。

患肢水肿：是因淋巴回流受碍所致，如您已作了腋窝清扫手术，术后又在腋部作了放疗则产生此并发症的机会就大增。所以如您的腋清扫手术较满意，活检淋巴结在16个以上，即使有4个以上淋巴结有转移，也常考虑放弃腋窝部的辅助性放疗，缘因不加作放疗可明显降低上肢水肿的发生，衡量其利弊，认为在此情况下还是暂时不行放疗为宜。水肿的发生也常与术

病友♥语：

放疗造成的损伤使我的伤口很多年后还会出血。而放疗带给我的左侧颈总动脉、锁骨上动脉严重狭窄以及对心脏的影响，使我不能剧烈活动，动不动就供血不足，更是成了影响我一辈子的问题。最初的日子我很难过，但也没特别介意外表的变化，因为那时注意力是在活下去。我没有什么心理问题，因为我很幸运，身边有着最强有力的支持。

——文珊

【淋巴回流】人肢体内的淋巴液是流动的，一般由远端流向近心端。

【丹毒】是由细菌感染引起的急性化脓性真皮炎症。多由皮肤或黏膜破伤而侵入，但亦可由血行感染。可在原部位反复发作，称复发性丹毒。患病日久，可引起慢性淋巴水肿。发生在小腿的慢性淋巴水肿，亦称象皮腿。

后腋部有积液或患者过胖等因素有关，所以预防之法有防止积液，保护患侧上肢；预防感染，患肢避免任何外伤包括输液时的静脉穿刺，如上肢一旦发生丹毒，则水肿必然加重且易复发。除此外，慎用腋部放疗甚为重要，因放疗可使局部产生纤维化而更影响淋巴回流。

放射性肺炎及心脏损害：这是更为严重的放疗引起的并发症。令人不安的是此等并发症的发生并无预兆，直至放疗结束的若干时期后可能才发病，或因感冒等某些偶发事件去医院检查时才被诊断，一旦出现此类并发症，常已造成永久性损害，颇难恢复。所以应严格掌握放疗指征，放疗时应尽可能避免心、肺的损害，左侧乳腺癌选用放疗时就更应慎重。现今，随着放疗设备的改善及新技术的应用，此并发症的发生已明显减少。

提示：除以上放疗的远期并发症外，放疗还会引起乳房水肿、乳房纤维化、肋骨骨折等并发症，由于这些并发症的延迟发生，如果医生对此不了解或未引起足够的重视，通常会给病人多年后的生活带来困扰。因此，尽管放疗的辅助性治疗的效果是肯定的，但对于拟实施放疗的病人，一定要注意对放疗指征、照射范围和应用时间这三个问题的严格把握，争取让病人获得最佳收益。

之五

内分泌治疗

　　乳腺癌的发生与发展与女性激素，尤其是雌激素密切相关，因此内分泌治疗就成为乳腺癌全身治疗的重要组成。近年来乳腺癌治疗效果的显著提高，内分泌治疗与化疗同样功不可没。而且内分泌治疗的特点是毒性小、疗效佳，既能治疗又能防癌，也可有如新辅助化疗在术前应用。既经济又实惠，实有其独到之处，惜人们对其认识不足，尚有夸大其副作用而产生过度恐慌之虞。

38. 何谓乳腺癌的内分泌治疗？是否就是激素治疗？

乳腺癌内分泌治疗是通过应用针对体内内分泌激素的药物以干扰雌激素的影响，达到治疗目的的治疗手段。内分泌治疗的优势在于应用方便、不良反应小，应用得当疗效甚至优于化疗。

人体内有不少具有内分泌功能的器官，如肾上腺、卵巢、甲状腺等，这种器官可分泌各种功能各异的内分泌激素，但一般通常所谓的激素治疗是指肾上腺皮质激素，常用于肾炎、狼疮等慢性病的治疗，应用稍久会有发胖、血压升高，甚至长胡须等合并症。乳腺癌的内分泌治疗与此不同，不会有此种副作用，而且严格地讲，乳腺癌内分泌治疗所用的药物尽管都可以影响体内的雌激素环境，但本身并非激素，所以您可不必过虑。

其实在乳腺癌的治疗中，内分泌治疗是一种除手术、放疗及化疗以外的一种最重要的治疗。因为乳腺癌的发生与发展都与体内的雌激素刺激有关，而这种对乳腺正常细胞和雌激素依赖性乳腺癌的刺激作用，又有赖于细胞的雌激素受体（ER），孕激素受体（PR）在这一过程中也有重要作用。而内分泌治疗就是通过各种药物直接针对乳腺癌发病与发展的刺激因素加以阻抑。因此不但针对性较强，且毒、副作用也较低，在适宜的患者，其治疗作用绝不亚于手术、放疗、化疗这三种治疗方法，且具有无可比拟的优势。不但可用于治疗，也可用于预防，且其治疗方法更经济、简捷，易于被患者接受及推广。

39. 内分泌治疗有几种？各有何不同？

既然内分泌治疗是针对人体内的雌激素环境，以影响乳腺癌的发生与发展，所以目前就其治疗的作用环节及影响层面的不同，主要有三种治疗方法。

去势手术　切除卵巢以消除雌激素的合成与分泌。这是最直接有效的方法，当然只能应用于绝经前、卵巢功能旺盛的妇女。作为雌激素主要来源的卵巢，一旦被切除，可使雌激素水平可靠地大幅度下降，既经济、又快捷地达到治疗目的，其主要缺点是患者要再次忍受手术对身体及心理的打击，而且术后体内雌激素环境的急剧改变常令患者不易适应。为免除此缺点，可采取非手术的放射治疗，用放射线照射双侧卵巢破坏其功能，不但可免去手术之苦，且雌激素下降较缓慢，易于适应。但此法的缺点是历时太久，需两个月时间，且不易定位，易造成周围组织的放射损伤。当然最理想的方法是药物去势，不但兼有上述两种方法的优点，且对年轻患者而言，更可在停药后恢复卵巢功能，唯一缺点是药价较昂贵。

病友♥语：

疾病使我失去了很多机会，但也正因为无法如健康人那般在社会上拼搏，而有了独处的宁静。

其实人最值得开发的是自己的内心世界，它能非常狭隘，也能无限广阔，你的内心如何，你看到的世界也就如何，身体的限制，正是你拓展心灵的机会。

——文珊

阻断雌激素转换 此类方法只适于绝经后的患者。我们知道绝经后的妇女体内还是有雌激素的，正与男性体内也有雌激素相同，此雌激素乃由肾上腺所产生的雄激素，在人体的脂肪组织中由肝、脑、肌肉、肾上腺等组织所产生的芳香化酶催化而成。这也解释了为何停经后的肥胖妇女乳腺癌的发病较高，以及为预防乳腺癌术后复发，必须控制体重的原因。所以术后给予芳香化酶抑制剂就可有效地阻断雌激素在体内的转换，从而达到治疗目的。但此种芳香化酶抑制剂有特异性及非特异性两大类。早年应用的氨鲁米特即是属于非特异性的，可以同时抑制肾上腺的多种内分泌功能，所以应用此药虽能起到药物性肾上腺切除的作用，但在应用过程中须同时补充人体必须的肾上腺皮质激素，不但较麻烦，且存在一定并发症，现已不用。目前应用的均是特异性地抑制雄激素的芳香化过程，而不影响肾上腺分泌其他激素的功能的芳香化酶抑制剂，不但较方便，且作用也更佳。此类芳香化酶抑制剂有甾体类及非甾体类两种，且相互间不存在交叉耐药，因此一类药物失效后，换用另一类药物还会奏效，实是患者的一大福音。

抗雌激素治疗 该治疗方法是通过拮抗雌激素对细胞的刺激作用，所以不论绝经与否均可应用，该类药物也名之为雌激素受体拮抗剂或调节剂，其代表药物即是常用的枸橼酸他莫昔芬片，该药作为乳腺癌内分泌治疗的经典药物，问世最早，应用病例也最多，积累了丰富的经验，对该药的优缺点均知之甚详，所以易于被广大医师所掌握及应用，迄今仍为乳腺癌内分泌治疗中的主要药物。

40. 担心枸橼酸他莫昔芬片有不良反应，我该如何取舍？

枸橼酸他莫昔芬片作为一种高效、安全的内分泌治疗药物，在临床已应用多年，经久不衰，但在门诊工作中，深感对此药存在误解，疑虑的患者确实为数不少，现略加归纳，分述如下。

首先，人们最关心的是长期服用枸橼酸他莫昔芬片会增加诸如子宫内膜癌、骨折、血栓及脂肪肝等的发病率，尤其对子宫内膜癌更深具戒心，颇虑得不偿失，其他各并发症也然。在该药的说明书上也均有说明，确实会增加这些疾病的发病率。曾有不少研究就长期服用后对乳腺癌复发率与死亡率的下降幅度与该类合并症的发生率作了比较，分析其利弊，结论几乎一致认为利大于弊。总的来说，可降低雌激素受体阳性的Ⅰ、Ⅱ期乳腺癌患者的 47% 的年复发危险及 26% 的年死亡危险。也有误传认为枸橼酸他莫昔芬片对年轻妇女无效，其实不然，在 40 岁以下的妇女，更可获得分别降低 54% 和 52% 的效果，问题是年轻患者见效较慢，不如老年患者服用两年就可显疗效。而各种并发症的发病率虽有增加，但其增幅有限，即使在正常人群作预防药应用时，也发现对预防乳腺癌发病的获益高于其并发症的发生，所以现在仍推荐枸橼酸他莫昔芬片作为乳腺癌发病高危人群的有效预防药，何况进一步的研究也发现这些并发症主要发生在50岁以上停经后的妇女，在50岁以下的妇女中极少发生。另外，既然掌握了枸橼酸他莫昔芬片长期服用后可能发生的并发症，就有可能采取一定的预防措施。如定期作子宫超声检查，发现其内膜厚度超过1厘米时就可作刮片检查，一旦癌变就可早期治疗，不致影响生命安全。为预防脂肪肝、血栓等其他合并症，可多作阳光下的体育活动，服用阿司匹林、维生素以及补钙等措施，不但可防止这些合并症的发生，也有利于预防乳腺癌的复发。所以如医师建议您服用枸橼酸他莫昔芬片，您可不必过虑，应该对您是利大于弊。

提示： 在乳腺癌的治疗中，如果问到哪一个药物挽救生命的数量最多，那么答案非枸橼酸他莫昔芬片莫属。我们已经知道，枸橼酸他莫昔芬片是迄今为止唯一一个已经成功运用到各期乳腺癌的药物，近期甚至还应用到了那些还没有发生乳腺癌、但发病危险比较高的正常妇女中。（摘自《解读乳腺癌》）

41. 是否只有雌激素受体阳性时，才能用内分泌治疗？

也可能您因术时未作雌激素受体检查，不知是否阳性抑或阴性，因而对能否服用产生疑虑。现已知，在乳腺癌全部患者中，雌激素受体阳性者约 60%，老年人阳性的比例更高，因此即使您的雌激素受体情况不明，但服用后至少可获益 50%，也即是分别可降低复发及死亡之危险 23% 及 13% 的机会，何乐不为？

可是有时雌激素受体检测是阴性的，为何医师还建议用枸橼酸他莫昔芬片呢？的确，一般情况下，凡检测是阴性的就不宜使用，但有一情况例外，那就是当您被确诊为原位癌时，即使雌激素受体是阴性的，也应使用，理由是那时的治疗目的是预防可能存在的亚临床病灶发展为浸润性癌，尤其当您被诊断为小叶原位癌时更甚，因为该类型的原位癌常易多发，而新发生的癌有可能是雌激素受体阳性的，因此服用枸橼酸他莫昔芬片可降低 50% 发生浸润性癌的危险，即使是导管原位癌也可降低 50% 发生浸润性癌的危险。

42. 内分泌治疗与化疗同时进行，能否提高疗效？

另外，须注意的是枸橼酸他莫昔芬片须长期、足量的服用才能奏效，切勿自作聪明，为了预防其合并症的发生而减量或断续使用，因服用枸橼酸他莫昔芬片也类似化疗药物，不但应保持其剂量强度，也须注意其连续性以维持其累积效应。

另一须注意的是与化疗联合应用虽可提高疗效，但并非合并同时应用，而是继化疗以后的后续应用。关于如何提高枸橼酸他莫昔芬片的疗效有不少的研究，有的已有共识，也有的仍在不断探索中，如关于服用期限，初时推荐连续服用 3 年，后发现服用 5 年的效果更好，其降低复发或死亡的效果分别要较服用 3 年的提高 62% 和 52%，因此其后又改用连续服用 5 年。以后，由于芳香化酶抑制剂的逐渐推广应用，人们对此药的经验也不断增加，在此基础上又研发了前 3 年用枸橼酸他莫昔芬片，后 2 年应用芳香化酶抑制剂或连续服用枸橼酸他莫昔芬片 5 年后再口服来曲唑共连续服药 10 年的方案。这些新的探索均显示了进一步提高疗效的苗头。因此枸橼酸他莫昔芬片虽是一老药，但与其他药物联合应用，正在逐渐显现它的"新春"。因此您应善待它，不要因其有并发症而忽视了它的价值。

【来曲唑】商品名，是芳香化酶抑制剂的一种。

之六

靶向治疗

　　长久以来，人们受化疗"敌我不分"之苦，在获得化疗对癌细胞有效杀伤的同时，常须付出沉重的正常细胞也随之受损伤的代价，有时甚至会收"得不偿失"的恶果，因此渴望有一能分清"敌我"的"可口良药"，靶向治疗应运而生。近年来，随着分子生物领域研究的快速发展，科学家们逐渐了解癌症的发生、发展及播散有赖于极为复杂的生物信息通道，只要能设法阻止这些信息通道，就可使癌细胞不再增殖、发展，甚至死亡，从而达到治疗的目的，这一发现无疑是近年来基础研究的成果应用于临床治疗的重大进展。所谓"靶"，就是这些在癌症的发生、发展及播散过程中有赖于此的极其复杂的生物信息通道中找到的特异物质或蛋白，而用药物作用于此蛋白，从而阻断此一癌癌细胞所特有的生物信息通道，达到既抑制肿瘤又不损害正常细胞的目的，就是所谓的靶向治疗。自从打开此一研发抗癌新药的途径以后，为癌症治疗开辟了一个令人振奋的新领域。

43. 靶向治疗的效果如何？需要与其他化疗药物联合使用吗？

其实，广义地讲，前述的内分泌治疗中的枸橼酸他莫昔芬片阻断雌激素受体、停经后的妇女应用芳香化酶抑制剂以阻断芳香化酶，而降低雌激素的水平，均应视作靶向治疗范畴。另外，随着研究的深入，发现癌症的生物学特性也极为复杂，肿瘤具有多元性，由众多生物学特性并不一致的癌细胞群体所组成，因此并非阻断单一的"靶"就能解决癌症的彻底根治。目前，多数的靶向治疗药物还只能取得一定时间的缓解疗效，其因也皆由此所致。然而，这类药物既然名为靶向治疗药物，作为其治疗对象的癌，必须有此"靶"才行，即使同一种癌症在治疗前必须明确有此"靶"，才能有的放矢，起到治疗作用，否则成为无"的"放矢，徒劳无益。

以乳腺癌为例，赫赛汀（herceptin）是一很有效的靶向治疗药物，但其治疗对象的癌细胞必须能高表达 HER-2 蛋白，因为它是靶向药物赫赛汀的靶。而在全部乳腺癌中只有约 25% 患者的癌细胞能表达 HER-2，而其中能高表达者就更少。而只有 HER-2 高表达者才能从应用赫赛汀中获益，并非所有乳腺癌患者都是应用赫赛汀的对象。反之，即使是非乳腺癌的胃癌患者，只要其癌细胞能高表达 HER-2，那么同样可以从应用赫赛汀中获益。这类似祖国医学所说的"异病同治"。

另外，靶向药物虽可单独应用，但其疗效不如与化疗药相结合为佳，所以一般均与传统的化疗药物如紫杉醇等合并使用。

44. 靶向治疗是否有副作用？价值如何？

靶向治疗固然主要是针对有此靶的癌细胞，但也并非毫无副作用，只是这些副作用远较化疗为轻而已。如乳腺癌最常用的赫赛汀，首次静脉给药时，不少患者会出现寒战和发热等。而另一种治疗乳腺癌可口服的靶向治疗药拉帕替尼（lapatinib），最常见的不良反应有皮疹、腹泻、恶心、头疼、乏力等，较轻时对症处理即可，不需停药。

由于靶向治疗药物前期投入的科研费用较大，研发时间又较长，因此价格较昂贵，为其另一不足。

45. 什么是 HER-2 阳性乳腺癌？如何治疗？

每一正常的乳腺细胞均含有 HER-2 基因，以助细胞生长，HER-2 基因在细胞的 DNA 内组成，此基因含有在细胞表面组成 HER-2 蛋白受体的信息。在正常情况下，HER-2 蛋白受体有助于将细胞外的生长信号传至细胞内，这些信号促使细胞生长和分裂。

某些乳腺癌细胞的 HER-2 异常的增高，这些过度表达的 HER-2 可导致肿瘤细胞的生长及分裂异常迅速，所谓 HER-2 阳性的乳腺癌就是指这些 HER- 蛋白受体过度表达者，约有 25% 的乳腺癌患者是 HER-2 阳性的肿瘤，而赫赛汀是一具有可阻断受体蛋白 HER-2 生长因子之效的单克隆抗体。

乳腺癌的 HER-2 状况，可藉乳腺癌组织标本在实验室作分析而得，一般病理科医师将您手术时被切下的乳腺癌标本或活检取得的标本进行检查。有两种检测的方法，一种是免疫组织化学检查（IHC），另一是荧光原位杂交法（FISH）。免疫组化检测结果的评分可分为：0 ~ + 为阴性，++ 为可疑，+++ 则为阳性。荧光原位杂交法是直接测定肿瘤细胞的 HER-2 基因数。所以临床上常对免疫组化处于边缘状态的患者再作 FISH 检查，以确定是否系 HER-2 阳性的乳腺癌，决定是否须用靶向治疗药物赫赛汀。另一靶向治疗药物拉帕替尼，可在前者失效时应用。

之七

治疗期间须注意的副作用

　　在乳腺癌治疗期间，您将有可能面临多种由于治疗引起的副作用的挑战，有的较易渡过，但有的则颇难克服，这均因人而异，并无可仿效之人。因此，您必须对这些可能的副作用有所认识，以便防患于未然，有了充分的思想准备及应对措施，才不会临阵磨枪而手忙脚乱。本节罗列的是一些常见的副作用，盼能助您对此有个大概了解，使您在开始与乳腺癌作斗争前有充分的思想准备，以便在治疗过程中警惕其发生，及时与您的经治医师讨论，以得到他的帮助。

贫血

这是接受化疗时最常遇到的问题，所谓贫血是指红细胞低于正常的水平，由于红细胞中的血红蛋白负责供应体内各处维持生理所需的氧，因此当某部供氧不足时，就会影响其功能。一般而言，当出现贫血时，就会感到乏力及厌食，从而使生活质量下降，并影响妥善处理整个治疗过程中面临的各项挑战。

心功能受损

某些抗癌药物会引起心脏问题，如化疗中的阿霉素或生物靶向药物中的赫赛汀。在用此类药物治疗前，最好对您的心脏功能状况先作一评估，在其后的整个治疗过程中，也需定期检查，直至治疗结束后，尚须再次予以复查评估。由于心肌损害而引起的心力衰竭颇为少见，即使发生也常较轻而易于治疗。但关键之点是严格地对您心脏状况加以监视，以便及时发现问题予以处理。

认知障碍

某些患者当接受化疗时，偶可发生认知方面的障碍，如不易忆及人名、地名、某些事件，或不易集中精力于计算，有人称此为"化疗脑"。何以发生此一现象及如何预防是现今人们加以研究的。当您自感出现这些能力障碍时，在求助于您家人伸以援手外，自己也可以借助记事本，将需要做的事情列一个清单，做完的事情勾一下。生活中常用的东西要固定存放，以便使用。尤其重要的是请家人协助提醒您定时服药，最好使用标有日期和时间的药盒，以防漏服药物。一般当化疗结束时，"化疗脑"的症状也随之而消失。当然，这样的症状还会发生在癌症脑转移或药物副作用等其他情况，因此，有此症状时应告知主管医师，并由其加以分析，以便有效地对症处理。另外，还偶有些乳腺癌患者，即使未作化疗也会出现记忆减退或精力不易集中等现象。这可能是由于治疗后的精神创伤所致，当个人遭受精神创伤的打击后可导致其后的恐惧及焦虑感。这些个例常见于刚从战场归来的士兵，而您正是一位刚与乳腺癌作斗争归来的战士，仍残留些精神创伤后遗症，就易于理解了。

劳累

感到极端疲乏是化疗或放疗后常见的副作用，也可因贫血激发，如同时伴有不易入眠等特殊情况，则需告知您的医师，以便服用药物，助您舒缓精神压力及易于入眠。为了恢复您的精力，可将您的日常活动如购物、工作、整理家居、访友、家庭聚会等列一单子，有计划地加以安排，逐一地试行并加以完成，相信通过这些活动，您会发现您的精力正在逐渐恢复。

淋巴水肿

淋巴水肿是指淋巴回流受碍，而使淋巴液在您上肢不正常的积贮，当您引流区淋巴结被整体手术切除或放疗破坏，使回流的淋巴液受阻而反流入上肢，导致前臂肿胀，上臂的外伤或感染更可加重其发生。淋巴水肿可引起不适，甚或疼痛，肿胀的前臂更使活动受限，而产生诸多不便。在过去乳腺癌施行根治手术的年代，此并发症甚为常见，现随着放疗技术的改进及手术范围的缩小，此并发症已逐渐减少。

脱发

脱发是多数化疗药常见的副作用，虽然无损于健康，但这几乎已成为癌症患者的社会标记，因此已成为一不论从心理上还是治疗上都不易妥善处理的问题，尤其对于日常甚为珍惜自己一头秀发的女性更难以适应。过去曾有在化疗进行时头戴冰帽，使头皮血管收缩，减少药物在毛囊血运中的含量，以维护头发使其减少脱落的做法，不但费力且效果不佳，更何况化疗时本不好受，还要头上顶一冰帽，岂非雪上加霜，故现已放弃不用。不少脱发的病友尝试使用假发来保持自己的形象也是一种不错的选择，还可随需更换不同的发式；或者您可干脆"先下手"将头发剃光，不但便于清洗，也可避免每日见到大把头发脱落而"揪心"，岂非更好。

虽然我们无法改变或避免脱发的产生，但我们可以通过一些心理调适使自己能够更坦然面对暂时性的外貌改变，建议多参加一些病友聚会，在同病相怜的病友中，你可能会寻求到更多的力量和心理安慰。而且，脱发只是一种暂时现象，待停止药物后，你依然会回到从前的样子。时刻记住，生活中总会有一些事情是我们不能改变的，但我们可以通过改变自己更好地适应。

感染

当细菌、病毒或真菌进入人体后，如果人体不能依靠其自身的免疫系统击败这些有害物质，就会发生感染。由于乳腺癌患者在治疗期间其免疫功能必然下降，各种致病菌、病毒、甚至微菌均会乘虚而入，甚易引起感染。因其感染部位不同可有寒战、发热、嗓子痛、气短、咳嗽、胸痛、腹泻、尿频等各种症状，甚至出现伤口周围红肿、压痛等征象。

避免感染的发生，最好远离罹患流感、一般性感冒以及其他呼吸系统疾病的人群，尤其是年幼的儿童。因为有些儿童看起来虽然很健康，但通常他们又是病菌的汇集地。当然，这并不是说让你放弃看护你年幼的孩子或孙辈，我们只是想提醒你，如果看到孩子有一些症状，如流鼻涕、发热、咳嗽等，那么可能需要你暂时与孩子保持一定的距离，最好能戴上口罩，避免过近的亲密接触。你的家庭成员或你经常接触的人最好预防性接种流感疫苗，以减少携带病菌的危险。如果一旦发现有感染的症状，及时求助医生。

停经综合征

约有40%的患者在乳腺癌治疗期间会出现更年期综合征。尤其当尚未停经的患者给予化疗或内分泌治疗时而导致雌激素及其他激素逐渐减少时，可出现脸部潮红、盗汗、阴道干燥、性交疼痛、尿失禁、失眠、抑郁等，不少患者试用维生素、豆类制品等各种保健品，试图减轻其症状，然而迄今为止，尚无一有确切的帮助，相关的药物也应在医师指导下使用。避免辛辣饮食、禁烟酒及咖啡、穿棉制内衣会有一定帮助。

口腔疼痛

由于口腔或咽部的黏膜炎所致，甚至可产生溃疡，尤其当服用类固醇激素时易发生。保持口腔卫生以预防感染颇为重要，用软牙刷每餐后必刷牙及漱口，避免应用市场上含有酒精的漱口剂，因可刺激口腔黏膜。同样，不合适的义齿也须予以调整，因当您体重下降时，义齿也会出现松动，不及时处理会造成黏膜损伤。

恶心呕吐

这是化疗最常见的副作用，但现今已有不少有效的止吐药，使这类副作用有较大幅度下降，其严重程度也大为减轻，前已有专题加以讨论。

性功能障碍

由于正常女性也有相当多的人因各种原因而有不同程度的性功能问题，因此乳腺癌患者中究竟有多少有此问题并不确切。虽然此事有关生活质量，但多数女性羞于启齿就此问题与医师交流。由于治疗的副作用，常可导致性欲减退，诸如脱发、焦虑等常易使患者对正常的性生活失去自信。其实，与您的爱人创造一爱侣生活及情调颇为重要，如相互拥抱、爱抚、按摩、紧握双手的亲切交谈，互诉衷肠，甚或在性活动中采用不同体位、试用润滑剂等，这些均会有助您增强信心，恢复正常的性生活。此外，阴道烧灼痛等也可因感染所引起，所以您如发现有异常症状，可求助于妇科医师加以治疗。

乳腺癌康复期

乳腺癌是发病率高，预后又相对较好的恶性肿瘤，因此，曾患乳腺癌后的生存者颇众，形成社会上的一大群体。在全球的癌症生存者中，乳腺癌生存者占1/3。这一特殊的群体，有一系列的由于疾病所引起的特殊问题，既有需加以调整的心理上、身体上的异常，可能复发或转移的恐惧与无奈，又有事业上甚或家庭中出现问题时的如何正确对待等。极需社会予以关注，使其早日走出疾病的阴影，回归社会。当然，首要的还是自身的努力，调整心态，乐观面对，实事求是，坚韧不拔，这些都是至关重要的。

当您完成了乳腺癌的主要治疗（手术、化疗、放疗）后，就进入了与乳腺癌作斗争的第二阶段，也即康复阶段，即使您还在继续服用相应药物作内分泌治疗，但只要您未出现明确的临床复发或转移，均属于此一范畴。当然，也有人认为只要您被确诊为乳腺癌，就被界定为乳腺癌生存者，甚至虽有复发，但仍在顽强地与疾病作斗争的带癌生存者也广义地归此范畴，但为了叙述方便，本篇仍限于前者。

46. 如何走出乳腺癌的阴影?

相信您现在颇有"劫后重生"、大松一口气之感,但随之而来的"复发"阴影又不时蒙上心头,挥之不去。尽管您也知道复发的仅是少数,安然无恙者比比皆是,但心中难免仍存忧虑,害怕"恶魔"再次来袭。您可知这种低落的情绪会有损您的免疫力,而免疫力下降不但不利于康复,且为复发创造了机会,您应尽快从压抑的气氛中解放出来。经过乳腺癌"洗礼"的您,此时更需要重拾自信,重归美好的工作和生活。不妨将您的手术日或治疗结束之日定为您的再生之日,可举行小型家庭聚会,邀请诸亲好友共同庆祝新生,也对大家在您患病期间给予的援助表示感谢,同时也显示自己回归社会、恢复生活的信心。以后每年是日按例有如过生日似的举办聚会,以示感恩和庆祝,年复一年,三年一小关,五年一大关,给自己定下追求的目标及鼓励。将在悲观、消极的情绪中等待可能降临的复发改变为积极地争取、治疗。这是不少病友屡试不爽的经验,您不妨也可一试。

另一建议是积极参与由国家正规机构和社团等公益机构主办的乳腺癌病友组织,在这样的组织中不仅可以接受来自专业人士的科学指导,还有机会结识更多病友,共同参与一些有助康复的活动,如晨间锻炼、合唱团、时装表演、书法练习、舞蹈培训、手工编织、

病友♥语:

一天,我来到玉渊潭,看到了有那么庞大的一群经历生命磨难而顽强生活的人们,我震惊了!原来在"噩梦"中挣扎的不只是我一个人,有的人病情很重,仍然乐观积极地生活,他们的精神深深地感动着我,也使我豁然开朗,原来人还可以这样活着。

病友们的相互关心鼓励,使我对生命有了新的渴望。我感悟到,无论生命长短,都应该活得有尊严,活得开心快乐,生命不是个人的,为了亲人,为了关爱我的人们,我要好好地活下去。

——周莉萍

春节联欢等；尤其是同病相怜的乳腺癌病友在一起，形成群众自救性的抗癌集体，彼此间互诉衷肠，交流经验，相互鼓励，共同学习，有助病友正确认识疾病，增强战胜疾病的信心，不仅有利于身体的康复，也有利于心理的调适，相信定能使您受益。

由于乳腺癌是一体表而非内脏的肿瘤，一般在治疗结束后对您整体健康的影响不是太大，因此您可根据自己的身体状况和工作强度以及自己和家人的意愿等因素综合决定是否需恢复工作。当然如果能够回归工作，生活在您曾经熟悉的工作集体中，相信对于您重塑信心也是十分有助的。摆脱了患病时孤立无助、焦虑不安的心情，回归到一个"健康人"的社会生活，走向充满信心及希望的康复之路。

47. 坚持随访复查的意义何在？

您虽初战告捷，松了口气，但仍须牢记，必须坚持终生随访。正像机器要经常维修保养一样，尤其已进行过一次"大修"的您，不论您病期的早晚、症状的有无，均须与医院及您经治的医师保持永久的联系。缘因乳腺癌的主要危险是复发及转移，虽然这种转移可以很广泛，累及很多部位及脏器。但这种复发及转移又颇难预测，即使您是早期的乳腺癌，各项预测预后优劣的指标也均提示您会有一良好的预后，但单凭此绝不能保证您不会复发或转移。因为所谓预后较好、复发率低的各项指标虽均是有据可查的科学结论，但这是一数学概率，是对乳腺癌患者的群体而言，但对您个人而言，只是说明您可能复发概率的大小，如一旦这不幸的遭遇发生在您身上，那就是百分之百的复发了。那时复发概率的高低，对您已失去意义。但幸运的是这种复发在发病之初往往只累及局部或单个器官，据统计，15% ～ 40% 的初次复发是胸壁或区域淋巴结，另 30% ～ 60% 仅限于骨。因此，如及时发现复发或转移，采取适当的治疗措施，仍有治愈或长期存活的机会，在日常医疗实践中，不乏这种事例。

　　当然，其关键就是如何早期发现这种可能的复发了。首先，您必须提高警惕，即所谓"不在乎，不马虎"，也就是说在战略上蔑视"复发"的危险，不致终日生活在忧复发的焦虑之中，而在战术上对此危险必须重视，对最可能早期出现复发的症状有所认识，以便及时发现可疑之处，而去医院就诊。

　　此等复发可区分为局部复发或远处转移两大部分。局部复发是指手术野局部的种植性转移或区域性淋巴转移。因为此类复发就发生在胸壁局部，看得见、摸得着，较易发现。所以凡手术侧胸壁出现红色斑点、丘疹或腋部锁骨上触及肿大淋巴结就应提高警惕。但远处的血行转移就不一般了，由于癌细胞进入血液循环后，并不发生转移，常被血液中的免疫细胞消灭而清除了，唯有此细胞能在某处停留下来，落地生根，也即所谓"着床"，才能逐渐在该处繁衍，发生转移。而全身血循环，有如运行着的水渠，只有当水流缓慢，水道又较狭窄的时候，泥沙才易沉积。在血循环中的癌细胞也同理，动、静脉交汇处的毛细血管网或血窦就成为理想的滞留地了。而人体内肝、肺、骨、甚至脑，就成为癌细胞发生血行转移的理想温床。但这些远处转移部位除骨以外，均系内脏，既不易看见，又难触及，所以相对较浅表的骨转移，常因转移发展后会引发疼痛，而较易被患者发现，就不足为奇了。令人遗憾的是恰恰这些不易发现的远处脏器转移未能及时发现，才是最致命的，这就是为何必须定期到医院随访复查的原因。而每次复查除检查胸壁、腋等局部外，还须作胸部 X 线检查、腹部超声检查及血液肿瘤标志物检测，以便早期检出未被您注意的转移灶，及时施以治疗，防患于未然，所以您务必重视定期随访，按时前往受检。由于复发多出现在术后的近期，随着时间的推移，复发的威胁也逐渐减弱，当然，如有症状或任何异常出现，则需尽快至医院就诊，终生不得有误。

48. 为什么在治疗结束后仍须后续处理？

不少病友认为当乳腺癌的主要治疗已结束，在庆祝劫后余生之后，认为随着所有治疗的副作用或并发症均随之而去。其实，并非如此，您必须有一定的思想准备，以免再次陷入焦虑之中。这正如您怀胎10月，一旦顺利分娩，得一可爱的宝宝之后，自身并非即可恢复如常人，而需一康复的过程。而您目前面临的就是可能存在的乳腺癌治疗后的远期并发症或后遗症。当然，这些后遗症的存在常因人而异，但均需认真对待，以维持较高的生活质量。

这些症状的存在有的是因以往的治疗，也有的是因您仍在继续的内分泌治疗所导致。其中最常见的是骨关节痛，周围神经损害所致的麻木、思绪不易集中、脸部潮红、盗汗，以及其他身体的不适感。如您仍在作内分泌治疗，则会有更年期的症状，如您作乳腺重建，则也会有一些需加以处理的相应治疗措施。所以，您绝不要认为在1、2周内就可一切恢复正常，不论在精神或身体层面，均须有一阶段进行后续处理及调整，甚至医疗帮助。

49. 上肢水肿如何处理？

现今随着保乳手术及前哨淋巴结活检等新技术的开展，上肢淋巴水肿的并发症已日益少见，但由于根治手术及术后放疗仍在不少地区占乳腺癌治疗的主导地位，因此，上肢淋巴水肿仍不时有所发生，以下几项措施可能对您预防此并发症有助。

- 作简单的伸展运动，以保持患肢的正常活动功能。

- 患肢在术后避免提重物。

- 保持患肢皮肤清洁及温润，避免皮肤搔抓及虫咬，以免发生感染。

- 当患侧腋窝已作淋巴切除或放疗，则避免在患肢输液、抽血、注药等针刺操作活动。

- 避免在患肢测血压。

- 一旦患肢发生切割伤，需立即清洗伤口，敷消炎药膏，并立即就医。

- 时刻注意您患肢的变化，当发现患肢有肿胀或沉重感时立即就医。

- 您如已遭受上肢淋巴水肿的困扰，感患侧上肢胀痛、沉重，不但影响劳作，甚至穿戴衣着、手表、戒指等都感不便，则需予以治疗。

- 抬高上肢，晚间睡觉时用软垫枕在患肢下，促进淋巴回流，以减轻水肿。

- 患肢戴一电动的按摩臂套，可自远端向近端按摩施压，促使其回流。

- 也可请专门从事淋巴水肿的按摩师，作按摩治疗。

- 弹力加压绷带、压力泵等也有助减轻症状。

- 偶尔也可服用利尿剂，或用芒硝外敷，以减轻患肢水肿。

- 症状严重时，则需就医诊治。

50. 如何锻炼上肢功能？何时开始？

　　乳腺癌切除术常因解剖腋部而影响上肢功能，因此，患肢的功能锻炼颇为重要，只要操练得法，应在短期内即可恢复上肢功能。

　　一般伤口的临床愈合约一周，组织愈合则需两周。所以影响伤口的肩部操练不宜开始过早。当然，术后即可作手指、腋、肘等关节的活动，促进患肢的血运及回流，以防肿胀。但过早活动肩关节会影响创面的愈合，增加渗液，因此一般在创面未愈合引流管未取出前不宜作肩关节功能锻炼。但也不宜等待过久，因瘢痕组织的形成是不利于功能恢复的。一般宜在术后两周，出院回家后伤口无异常的情况下开始患侧上肢的功能锻炼。

　　最通常的上肢功能恢复锻炼有"爬墙"及"划圈"两法。

　　爬墙法：面壁而立，双足稍分开，与肩齐，双足尖顶于墙根，双手同时上举扶墙，缓慢的同时用手指沿墙面向上攀升，直至最高点，放下后再重复攀举，操练的次数可随之体力及术后的时日而逐渐增加，并可在每日攀举的最高点加以标记，以资鼓励，如此反复进行，直至双上肢能很自如地攀举至等高。

　　划圈法：弯腰，以健侧上肢扶于椅背或桌沿，患侧上肢伸直下垂与地垂直，以肩部为中心划圆圈，从

病友♥语：

　　患癌治癌，康复抗癌——成为我人生旅途中的一段插曲。康复的旋律将伴我在人生路途上继续走下去。

　　　　——小飞

小（内）到大（外），再从大到小，顺时针及逆时针方向反复操作。

当然，如您喜爱音乐、舞蹈，又愿在锻炼中增加些浪漫气氛，则不妨在优美舒缓的音乐中，与您爱人漫步起舞。在第一个舞曲时，将您的患侧手掌置于您舞伴的肩部，到第三支舞曲时就可搂住其颈部，在温馨的乐曲、美妙的舞步及与爱人的相拥中，完成患肢功能锻炼，这岂非是一举多得、人生难得的享受，定能使您上肢功能早日康复。

51. 如何注意饮食及营养，能吸烟饮酒吗？

不少乳腺癌康复期的患者为了防止复发，对饮食倍加关心，非常注意营养的摄入，以期补偿治疗期间的损失，恢复健硕的体魄，不仅对饮食的质量要求颇高，数量也不加限制，有的甚至与产后"坐月子"相仿，进食的均是高热量的"精品"。家庭成员及诸亲好友也出于良好的愿望，在探访患者时往往携带各种有助身体康复的各种营养品，患者在应接不暇地接受来自各方的慰问过程中，体重也随之而增。在作者的经验中，很少见乳腺癌患者在康复期不增重者。岂不知这恰恰是一大误解，是康复期的一大犯忌。确实健康的饮食对您的康复甚为有利，有助于减轻复发的危险，但必须牢记的是高脂肪、高热量使您增重长胖的饮食绝对是对您有害无益。换言之，长胖的结果实际上是使更多的雌激素储存在体内多余的脂肪中。乳腺癌是一与雌激素密切相关的肿瘤，前曾谈及绝经后的肥胖是妇女发生乳腺癌的危险因素，其因即在于此。尽管您可能已绝经，也可能由于曾用过化疗而使您已过早地停经，卵巢功能已减退或消失，即使您卵巢已丧失分泌雌激素的功能，但您体内由肾上腺分泌的雄性激素（不论男女均有）可在人体的脂肪组织内转化成雌性激素，当然其含量的高低就与脂肪组织的多寡有关了。试想，您为了减少乳腺癌复发的危险，不是还在服用枸橼酸他莫昔芬片或芳香化酶抑制剂以拮抗雌激素吗，岂能同时又采取相反的增加其含量的措施？正如您在灭火的同时又增助燃剂，岂非自相矛盾？

所以，重要的是一定进食"健康"饮食，并控制体重，视体重增加为警惕复发的危险信号。那么，何种饮食才能称为健康饮食呢？一般而言，避免高脂肪、高热量饮食，多食有机的绿色蔬菜，有如心脏病人的饮食即可。通俗地讲，宜用"粗饲料"而避免"精饲料"喂养。当然，这也不是说拒绝膏粱厚味、油煎等美食或巧克力、奶油制品、冰激凌等甜品，这些可在欢庆之日偶尔为之，即使富油脂类的坚果也不宜经常食用。

假如您目前已超重，则应采取减肥措施，如日行万步等增加消耗能量的体育锻炼，并将此养成您的生活习惯，而非暂时性措施，这将会使您终生受益，不

【超重】体重高于正常标准，但还未达肥胖标准时，谓超重。最简便的检测体重是否健康的方法就是测一下你的体重健康指数（BMI），这对于大多数成年人来说是一个很有用的指标。一般成年男性与女性的体重健康指数在 $18.5 \sim 24.9$。科学家们发现，位于腰部的冗余脂肪有可能特别危险，它就像一个"激素泵"向血流释放雌激素，同时提高机体的雌激素水平，这与女性绝经后的乳腺癌以及其他多种癌症都有很密切的关系。

$$BMI = \frac{体重（千克）}{身高（米）^2}$$

病友♥语:

尽管现在我已经50多岁了，感觉比10年前的精力、体力还好。我在山水间行走，收获着快乐与健康。

10年来，在单位领导、同事们的关照下，在相识和不相识的朋友们的支持、鼓励、帮助下，我走过了手术、化疗等最艰难的日子，重新投入到工作中。因"我"制宜，充实而健康地生活着。

——罗静

但有助您减少乳腺癌复发的危险，而且将使您的心脏也更健康。

当然，吸烟是应禁止的，即使二手烟也应避免，您如果原来是吸烟的，那现在应是您戒烟的绝佳时机，因为相信您在手术前后是戒烟的，又经历了在禁烟的医院环境中生活了不短的时日，现在您应下决心彻底戒烟了，不但如此，您还应避免吸二手烟，所以，家人或同事也不应当在屋内吸烟，应到室外吸烟，否则就视作为对您不友好，不够关心您，也不应视他作友人。

至于饮酒可稍有区别，少量的非烈性酒在偶尔的欢庆之日可以饮用，但其量以不超过一高脚杯为限。

52. "忌口"与否

"忌口"之说由来已久，中西医各有其说，且均有理。中医认为癌症患者因虑其复发而忌"发物"，诸如海鲜类，尤以无鳞鱼为甚，皆属忌食，羊肉、鸡肉等也然，宜食鸭肉。而西医则认为乳腺癌患者放、化疗期间宜加强营养，虽忌油腻等高脂肪饮食，但应多进高蛋白饮食。鱼肉不但富营养且易消化，自属首选，鸡、兔等白肉也胜过猪、牛等红肉，宜食之。孰是孰非，让患者无所适从。每每在门诊坐诊时，也常有患者以此相询。所幸本人于1958年大跃进年代曾参加卫生部在中医研究院举办的全国西医学中医学习班近三年，其后又任北医中医教研组副主任及美国中医药研究院顾问之职，曾从事中西结合研究多年，虽未能完成创新医学派之责，后又因种种原因，重操"手术刀"之旧业，但对祖国医学仍情有独钟，深信系一良莠并存的宝库。如何择优而取，确是一颇费思量之难事，现仅就本人的认识，供读者诸君参详。

其实，饮食与健康的关系从来就受人们的重视，从个人预防癌症的角度，除应将禁烟列为首位之外，无疑饮食将位居第二，甚至有人认为就预防当今危害甚盛的慢性病而言，应从改变或培养个人科学的生活习惯着手。如将"忌口"理解为科学的饮食习惯，那么不仅癌症患者应"忌口"，其他诸如糖尿病、高血压、冠心病、高血脂等诸多慢性病均须"忌口"，当然具体的"忌口"内容则因各种慢性病的具体要求而各异。乳腺癌康复者"忌口"的具体内容应是避免高脂肪、高糖、低纤维素饮食及酒精类饮料。因为人体发胖、脂肪增加的后果将使在脂肪组织内转化的雌激素增多，从而易促使癌症复发，所以通俗地讲，乳腺癌康复者不宜"精饲料"喂养，多食低脂、高纤维素、高维生素的饮食有利于防止复发。当然，中医更重视"忌口"，所谓"三分药、七分养"，把"忌口"贯穿于疾病的治疗和康复的全过程，并且根据辨证的法则，针对疾病的寒、热、虚、实与脏腑表里，结合食物的性、

病友♥语：

在七年半的抗癌经历中，我认为除了手术、放化疗、吃药外，调整好心态是非常重要的。生活无论是富有，还是贫困，都不会因你的怨声而改变。

生活平稳安定，让母亲和妹妹，让所有关心我的亲人朋友都放心，这种生活也是很有价值的。我在这样的生活中获得快乐，赢得康复，我们还要回报社会，向社会展示我们抗癌的风采。

——曹俐俐

味全面加以考虑，凡于病不利的饮食皆属所忌。癌症病人热毒过盛，口渴烦躁，宜进食果汁、西瓜、米粥等清凉健胃、消渴除烦的食品，切忌过食油腻、厚味。有的乳腺癌病人放疗后出现口干纳少、舌光无苔等胃阴不足之症，当忌辛热、香燥、伤阴的药物或食品。所以"忌口"要与辨证相结合，膳食也需与治则和方案相适应。

其次，乃是对中医所谓"发物"的理解。众所周知，祖国医学已有数千年的历史，在这漫长的历史阶段，人类健康的主要敌人是各种急、慢性传染病，中医的临床经典著作如"伤寒论"、"温病"等均是诊治这类疾病的经验总结。因此，就我的认识，中医的所谓"发物"涵义甚广，而主要也限局于此一范畴。例如小儿麻疹宜服表发之药，使其疹子透发，而不致内蕴成肺炎。又如中医有"春发"之说，故主张"冬藏"，乃指春天万物生发之气，易使各种慢性病复发或加重，其实是因冬天御寒，致使体能消耗较多，而当春暖时就易发病，如颈淋巴结核等均常如此。再如荨麻疹，每因食海鲜类而发，故海鲜类就成发物。所以，"发物"一般乃是能使疾病加重或诱发疾病的某些食物，有些与过敏性疾病有关，有的与外症创伤肿毒有关。这些食物除海鲜类外，富肉类有羊、狗、驴、马肉，蔬菜中有韭菜、芹菜、香菜、茴香等。其实，我辈均知麻疹、结核及荨麻疹乃是三种不同的疾病，更

【肿毒】各种软组织感染，如疖、痈、丹毒、蜂窝组织炎等。

与癌症不同，中医虽有异病同治之说，本人始终认为
将与前述这些疾病有关的"发物"与癌症的复发相联
系，未免有太过牵强、缺乏实据之嫌，尤其在强调循
证医学的今天，似更应多做些研究考证，而不宜一概
忌食。再说，癌症实际上在 20 世纪 50 年代以后，才
因发病骤增而被人们注意，乳腺癌更是一"时髦病"，
即使其发病在当今世界的女性中已占第一位，但在经
济落后的地区其发病率仍甚低，我国城乡间也差距颇
大，相信在百年前当中医在国内占统治地位时，乳腺
癌的发病必然甚低，何以积累相应的有关促使其复发
的"发物"的经验，是否也应引起您的深思。

　　总之，肿瘤病人的"忌口"应因病而异，因人
而异，因治疗方法而异。对传统的"忌口"习惯要
加以分析，不宜轻信，不能苛求忌口而无所适从，更
不能因忌口而造成营养缺乏，就更得不偿失了。应根
据科学已证实的健康饮食建议调整自己的每日膳食结
构，这才是各位病友在康复期更应注意的。

53. 如何面对身体的改变？

　　女性的身体善变，此乃与男性不同之处。有的变
化在一生仅经历一次，有的则每月 1 次，在相当长时
间内反复循环地进行。女性身体所经历的最显著的自
然变化有青春期及孕产期，当然还有衰老期，这些变

病友♥语:

在乳腺癌根治术后,每位姐妹面临的首要问题就是积极努力地,有意识地克服心理上的障碍,战胜心理上的病态。

躯体的伤残已成现实,只有敢于真正地直面这个现实,敢于正视由这个现实的强烈刺激造成的内心苦痛,积极主动地、有意识地调整自己的心态,才能不被这内心的苦痛所压倒,更不会被这种内心的苦痛湮没了生存的欢乐。

我们曾经以顽强的精神战胜了死亡,我们更能以振奋的精神去战胜内心的苦痛。

——张家敏

化虽常是细致的难以觉察的,且循序渐进地发生着,但待之以时日则常有非常明显的变化,可是由于这些变化常在不知不觉中自然地进行,且是每一女性均须渡过的人生历程,因此很易被自身或他人所接受。

然而,当您一旦被诊断为乳腺癌后,虽然在诊疗工作有很大进展的今天,您有可能被施以身体外形改变不大的保乳手术,但有时为了保全生命,而不得不接受一个改变身体外形的乳腺切除手术。由于这种改变不但是非自然的,而且是突然而来的,根本不可能有足够的时间让您进行心态调整。当您一旦失去女性引以为傲的一侧或双侧乳房后,就往往会使自己陷入自我羞愧、不安和尴尬境地,产生各种消极的想法。如何使自己走出此困境,接受由于手术而引起的身体改变呢?今就众多康复者的体会向您作如下建议。

● 建立积极的信念。改变让自己沉浸在不能自拔的消极信念为"每天都会更好"的积极信念。走出自我封闭的生活圈子,参加由康复者组织的互助团体,打开走向康复的大门。

● 制订新的自我标准。在您患病前,常以自己或媒体的标准来测量自己。而对于患病后的您,这些标准常是极其苛刻和不公平的,因为它会使您对自己的感觉十分糟糕。请给自己制订一个新的标准,不论您的乳房状况如何,这个标准都能让您看到自己的美丽和女性的气质。

- 积极寻找榜样。在一些癌症患者的康复组织中，已组建了由乳腺癌康复者组成的"时装模特队"、"舞蹈队"等，其中不乏从外形到气质均不凡的女性，您可从中寻找您的学习榜样，而从中受益。

- 争取集体的帮助。现今各地均组织有各种癌症患者的康复组织，可积极参与其中，在此同病相怜的集体中，您可互诉衷肠，排除孤单，相互鼓励，分享经验，早日康复。

- 依靠家庭的支持。家庭成员或亲友间的支持会对您产生巨大的动力，可经常谈心、聊天，甚至开展些有助于增加友谊的小游戏。如"优点轰炸"，每个人在纸上写下每一位家庭成员的优点，内容要具体、真诚，如实地尽量把对方的优点翔实地写出，写的格式是"××，我爱你/我喜欢你，因为……"。还有"我能，我不能游戏"，如"我不能做剧烈体育活动，但能歌唱得很好。"每人在纸上要求写三项。这样有助于您了解每个人都不可能是十全十美的，缺陷其实也是一种美。

- 循序渐进，切忌急躁。康复是一个渐进的过程，要善于发现自己的进步，并把它记录下来，这样可以发现自己在不断好转，而感欣慰，千万不要给自己施加任何压力，操之过急地要求自己尽快地回复到以前的生活，给自己足够的时间来适应疾病和手术带来的影响。

病友♥语：

在"话疗"活动中，老病友们无保留地讲述治疗、康复阶段的注意事项，我至今都牢记着她们用生命换来的"秘诀"，坚持锻炼，坚持吃药，坚持定期复查。

听到有新病友说，她生病以后，不止一次听到别人说起我的名字，以我康复的事例鼓励她。我的康复，能成为新病友的榜样，我感到欣慰。

——罗静

111

54. 如何应对性生活的改变？

癌症患者由于患病后的焦虑恐惧，以及手术、放疗、化疗等对身体所带来的影响，几乎都存在一定程度的性生活方面的问题。乳腺癌或其他生殖系统的癌症的女性由于肿瘤本身涉及性器官，治疗过程又往往会影响性激素，大多数患者对此既无思想准备，又乏应对之法，更羞于启齿向医生或其他病友求助。因此会较长期的存在性生活方面的问题就不足为奇了。

首先，您必须解除虑复发的恐惧心理，错误地认为节欲是有利防止复发保持身体健康的一种措施，须知纵欲固然不当，但保持性生活是回复到正常生活的一种方式，继续享受性生活不但可改善不良情绪，促进夫妻间的沟通，而且有助于身心康复及维护家庭的和谐。其次，您更应解除术后体形改变的负罪感及夫妻间的无形压力。所以您应该积极地面对性生活中的问题，设法加以应对，而不应消极地回避甚或拒绝。那么，您可能会出现些什么问题，又如何应对呢？

● 性趣丧失：不少患者耿耿于怀的是不能接受术后的形体改变，甚至很惧与其夫"袒裎"相见，处于重重的压力之下。也有的因经历较长时期的癌症治疗后，身心俱惫，降低了对性生活的兴趣，根本无意于此。

● 难复以往：由于某些治疗后导致性器官功能的改变，

以致不能像以往一样地过美妙的性生活。

- 绝经症状：由于治疗之故，可提前出现经期不准、潮热、阴道干燥紧缩等症状，以致降低了性生活的愿望。针对绝经症状带来的阴道干燥或紧缩等症状，可在房事时使用阴道润滑剂或事前使用阴道扩张器等相助。

- 练习下体运动：平时在小便时可通过控制肌肉憋住尿再放松，如此反复。也可做类似的提肛运动。熟练后在平时站、坐、走时都可练习。

- 前期准备：房事前可要求对方作更多的爱抚，以求放松，做好准备。可穿宽松的睡衣以遮盖胸部的疤痕，房事时更可采用一个双方都舒适的姿势。

提示： 有关"性生活"的话题也许是女性最隐匿的问题，有时医生甚至家人都无法了解女性内心最深处的想法和感受。如有此方面的问题建议可寻求专业医生的帮助。对于乳腺癌康复期的病友来说，和谐的性生活无疑也是回归正常生活的一部分，有助身心健康的恢复。当然，也并不能苛求。其实，也许每对夫妻都有自己的相处之道，根据自身的情况，选择最适合自己的相爱方式。在康复的路上，夫妻彼此相互关爱，相互支持，相信这种爱会赐予你更多的信心和力量。

55. 如何重建乳房外形？

爱美乃人之天性，更勿庸说恢复女性引以为傲的乳房之美了。因此，每一经历乳房切除术后的女性患者，均面临如何重建乳房外形的问题，此不仅涉及外形，而且也可维持体形的均匀对称，减少不对称姿势而引起的颈肩部疼痛并提高自信。一般可采取穿戴特殊胸罩或乳房重建术两种形式，不论采用何种方式，均可使您生活得更轻松、更自信。

选购穿戴特殊胸罩是一较简单又方便的做法，通常可在医疗专品店买到，或是在专卖女士内衣的店订制，一般宜在术后四周伤口愈合后即可进行，可选择形状大小和重量均较合适的义乳以及胸围合适的文胸，以维持义乳于正常与对侧乳房相对应的位置。在购置装配义乳时，务必带上一件紧身上衣，以便观察佩戴后的效果。也有患者愿选择装填充物来填塞平时使用的胸罩。

另一种重建乳房外形的方法是做整形手术。随着医学科技的发展，将会有更多患者选用此种方式，因在整形外科医师的手下，不但有以假乱真的效果，并且即使下泳池游泳也均无妨，以致多数选择此种方法的患者会感到生活更轻松，将因失去乳房而不安的情绪完全弃之脑后。唯一与原乳有异者是知觉不同。

前已述及乳房整形手术大致可分两大类，一种是利用人工的物质，另一种是利用自身某部分的肌肉组织。人工方法是植入充满盐水或硅酮的硅胶假体于乳房胸肌之后。由于硅渗入周围组织，会造成合并症，故现今多半采用较安全的盐水。由于这种方法较为简单，如在乳房切除术时就已明确有此选择，而有计划地进行，则效果会更佳。当然，利用自身组织移植作乳房成形会让人感觉更为自然，易被接受，但手术费时较久，住院时日也相对较长。

56. 乳腺癌康复期为何切忌肥胖？

　　国人多年来习于对疾病的康复遵循"三分靠治，七分靠养"的原则，从来就认为补养有助于病体的康复，尤其是患了癌症，为补偿其因手术、放化疗等一系列治疗造成身体亏损太大，除了大量进补高蛋白富营养的饮食外，为防其复发更进补各种滋补保健品。更因术后上肢活动不便，在丈夫的呵护、亲友的关怀下，减少了各种操劳活动，享受到有如"坐月子"一般的关爱，过着"饭来张口，衣来伸手"养尊处优的生活。在作者的临床工作中，不乏术后短短数月，体重猛增 10 斤以上的患者，殊不知这些为防复发而营养过多、体重猛增的患者不但无助其康复，恰恰是事与愿违，反而增加了复发的机会。这绝非耸人听闻，而确有其事。绝经后肥胖的女性是易患乳腺癌的危险

【研究显示】绝经后体重超重将增加乳腺癌的风险，这可能是因为处于此阶段的女性相对脂肪较多，体内雌激素水平较高。因此年长女性更应维持体重在正常标准之内，避免"富态"的体形。

因素，早已被流行病学研究所证实，而乳腺癌康复者也切忌肥胖，其理乃同。

缘因乳腺癌是一激素依赖性肿瘤，其发病常与体内的雌激素水平相关，这些在日常生活中也不乏明证。近年来随着国人生活水平的提高及营养状况的改善，女性儿童月经初潮也随之提早，乳腺癌发病也大增。再有西方世界前些年对绝经期妇女为防其骨质疏松而使用雌激素替代疗法予以补充雌激素，致使老年妇女的乳腺癌发病增加。近年来，美国由于已慎用这种雌激素替代疗法，老年妇女乳腺癌的发病也有下降的趋势。我国老年妇女乳腺癌的发病水平原来较低，近年来乳腺癌发病有老龄化趋势，很可能是由于国人绝经期妇女也开始应用雌激素替代疗法有关。总之，乳腺癌的发病与雌激素密切相关。临床上给予乳腺癌患者为防其复发而服用枸橼酸他莫昔芬片等雌激素拮抗剂，其理也在于此。

【雌激素替代疗法】
给绝经期妇女口服雌激素，以补偿其体内的雌激素不足。

应予强调的是，绝经后的妇女其卵巢功能虽已丧失，但雌激素仍可由体内肾上腺产生的其他激素在脂肪组织内转化而来，术后体内的脂肪组织积贮越多则其复发的危险也就随之而增。所以乳腺癌康复者应避免出现"福态"。其法甚易，只需"管住嘴，迈开腿"，减少摄入，增加"支出"即可。您有决心付诸实现吗？

57. 是否应加强锻炼？如何掌握？

远在 2500 年以前，现代医学之父、名医希波拉底指出：阳光、空气、水和运动是生命和健康的源泉。其精辟之处在于把运动置于和阳光、空气、水同样重要的地位。因此生命需要运动，同样患者在康复期也需要运动，坚持适度的运动不但能提高身体素质，也可以改善心理状态，尤其对内脏、四肢均健康，而又虑及身体发胖的乳腺癌患者，更应坚持适度的锻炼。

由于对乳腺癌的生物学特性不断有新的认识，近又发现血清中的胰岛素浓度也与肥胖及乳腺癌的发生有关，高胰岛素水平不但能使乳腺癌的复发风险增加一倍，而且更可使乳腺癌的死亡之风险增加两倍，甚至当伴有抗胰岛素综合征（IRS）时，也会增加乳腺癌的死亡率。正因如此，降低血清中的胰岛素水平成为治疗乳腺癌的又一措施。因此在乳腺癌的康复期必须改变习于久坐、活动较少的生活习惯，而应加强体育活动，食用低脂饮食，则有助于康复，减少复发的机会。

有意思地是乳腺癌的复发风险居然与体育活动的多寡相关。有研究将乳腺癌患者术后进行体育锻炼的运动量分为轻、中、重三个档次，其病死率的风险分别为 0.65、0.59、0.51。显示在体能允许的情况下，坚持较大运动量的效果最佳。尤其对体重指数较高的

【定时运动】研究显示，如每周步行几个小时可降低 18% 患乳腺癌的风险。

最佳而简单易行的有氧代谢运动是步行。简单的参照标准是三、五、七，即每天中速步行 3 公里、每周 5 次，运动的强度控制在运动后体表出微汗、心率达到（170 － 年龄）/ 次 / 分为止。其他运动形式如游泳、跳舞、骑自行车、打太极拳等都行，只要达到中等强度注意适度即可。

【胰岛素】胰腺组织中的胰岛细胞所分泌的内分泌激素，以供人体糖代谢之需。

肥胖患者,更应降低体重。其实应将降低体重视为乳腺癌康复期有效的干预指标,将有利于防止复发,此点对雌激素受体阴性的患者尤显重要。

　　近年的研究发现,治疗糖尿病的良药二甲双胍由于其作用机制并非通过胰岛的 β 细胞增加胰岛素的浓度以控制糖尿病,而是通过抑制肠道吸收葡萄糖及增加肌肉等外周组织对葡萄糖的摄取和利用等机制而控制血糖。更由于其能诱导 AMP 激酶而抑制细胞生长,致使该药也有助于癌症的预防。消息传来,临床上也已开始应用此药预防乳腺癌复发的试验,初步证实可使无糖尿病的乳腺癌患者降低血清胰岛素水平达22%,几乎与体育锻炼相仿。相信,待以时日,预期定可传佳音。

58. 多晒太阳是否对我有利？有何根据？

　　前已谈及饮食与运动对生命的重要作用,并强调了运动对乳腺癌康复者的意义。那么日光是否也同样有助于康复呢？答案也是肯定的。

　　近30年来,随着人们对维生素 D 的研究深入,发现该药的生物学作用颇为广泛,不但像人们所熟知的有维护体内钙平衡的作用,从而可以有效地防止佝偻病的发生,而且在调节细胞的生长及其分化过程中也起着重要作用,可通过与细胞内特殊受体的结合而调控正常或恶性细胞的生长，并促进其分化或转移。乳腺癌细胞也照例受其影响，不禁使人们考虑藉维生素 D 的此一功能应用于乳腺癌的防治。

众所周知，维生素 D 与日光的照射有关，纬度较低的地区，日照愈烈，人们从阳光中接受的维生素 D 也越多，而流行病学的初步研究也发现美国乳腺癌的死亡率与结肠癌及前列腺癌相似，都是地理位置位于东北的较接受阳光较强的南部为高。进一步研究发现，暴露于强日光照射下可降低乳腺癌的危险度 35% ～ 75%。

在此研究的基础上，加拿大有报告作了 25 ～ 74 岁各不同年龄组妇女人群的对照研究，分析其在户外阳光下活动时间的多寡与发生乳腺癌危险度的关系。该组妇女的平均年龄为 56 岁，多数系已绝经的妇女。研究结果显示了阳光照射确可降低乳腺癌的危险度。其方法是将每一女性自青春期到老年期分隔为 20 岁以前，20 ～ 39，40 ～ 59 及 ≥ 60 岁四个年龄段，回顾计算其在各年龄段每周在室外阳光下活动的时间，超过 21 小时的为强暴露，少于 6 小时的则为弱暴露，然后分别计算其乳腺癌发生状况。加以统计学处理后发现，各不同年龄阶段在室外暴露于阳光下时间的差异，反映在其后乳腺癌的发病上也有很一致的不同，暴露多者发生乳腺癌的危险明显降低，其危险性下降的幅度为 26% ～ 50%。不但在 20 岁以下的少女时期增加室外活动可使发生乳腺癌的危险性下降 29%，而 60 岁以上的老年妇女更可降低危险性达 50%。

为了更进一步研究阳光照射与乳腺癌发病的关系，研究者更将暴露于阳光下的时间及强度折合成可以获取维生素 D 的量，予以打分计算。将每一年龄段中得分最高的 25% 与得分最低的 25% 加以比较，也得出类似的结论，此 4 个不同的年龄时间段，加强阳光下活动后，分别可使乳腺癌的危险度下降 21%、24%、25%、41%，有意思的是也以老年组妇女下降最多。这就提示我们，乳腺癌的康复者，很有可能会从加强阳光下的室外活动而受益，因此不但要加强锻炼，最好是室外阳光下的有氧活动。在不曝晒的情况下，享受日光浴或许是一不错的主意。

59. 阿司匹林能预防乳腺癌复发吗？

阿司匹林乃是一常用药物，不但有退热、镇痛作用，而且有活血功能，因此在临床上应用甚广，甚至已成为家庭必备之常用药，何以又与乳腺癌的防治有关？这还得从结肠癌的预防说起。

由于结肠癌是西方世界颇为常见的肿瘤，因此对其防治的研究甚广，研究发现由于该药可以抑制前列腺素及环氧化酶的产生，从而抑制了 cox-1 及 cox-2，而 cox-2 的抑制剂可有效地控制结肠息肉的形成，从

【暴晒】紫外线过强易导致皮肤癌的发生，尤其对于皮肤白晰的西方人，由紫外线导致的皮肤癌发病率很高。黄种人的皮肤虽然抵抗紫外线能力较强，但也应避免长时间直接暴露于强阳光下。

【cox-2】是环氧化酶的简写，该一体内的酶参与细胞的分化、分裂过程，如抑制此酶，就有可能防止细胞癌变。

而预防结肠癌的发生。这一认识早已被实验及临床试验所证实，且也有多个文献荟萃报告，也发现有预防乳腺癌发病的作用，惜未被多数前瞻性研究证实。遗憾的是作为预防其发病或术后复发，常需较长时期服用才能奏效，这样又因常易发生消化道出血的并发症而限制了该药的临床应用。

【前瞻性研究】按照课题的设计，对即将发生的事例进行有计划地观察及研究。

多年前从体外实验发现，乳腺癌细胞较正常的乳腺细胞分泌更多的前列腺素，其后的研究又发现阿司匹林不但可抑制乳腺癌细胞的生长，减轻其浸润性，且可阻抑骨转移的发生，同时还可激发机体的免疫反应。动物实验也发现转移性乳腺癌细胞中其 cox-2 的活性增加，而用阿司匹林抑制其活性后可抑制肿瘤的生长。使人们考虑该药是否有助于减少乳腺癌患者复发或转移的危险，从而降低死亡率？研究者分析了颇具权威性的自 1976 年就建立的 12 万余名 30～55 岁美国女护士，每隔两年随访一次的资料，就其中确诊一年后的Ⅰ～Ⅲ期乳腺癌患者是否服用阿司匹林与发生远处转移及死亡的关系进行了回顾性的研究，由于此研究不但涉及的人群甚众，随访时日也较久，可信性也就较强。其结果发现，凡服用阿司匹林的不但可明显地减少远处转移的复发率及死于该疾病的风险，而且可以降低总死亡率，其获益的大小似与服药时日的长短有关，且不受发病时年龄、是否停经、体重指数、激素受体状况等的影响。

【回顾性研究】对已发生的事例，按照课题设计进行分析总结，以探索其规律。

除使用阿司匹林外，也有报告乳腺癌的术后康复者应用其他非甾体抗炎药如布洛芬也获得类似效果的报道，但效果不如阿司匹林显著，对该类药物减轻乳腺癌死亡及远处转移的机制尚不清楚。虽有报告认为系降低血清中雌激素水平所致，但临床实践发现不论雌激素受体阳性与否均能获益，因此也有认为是抑制了环氧化酶（cox-2）的过度表达，从而阻遏了转移的发生。因为动物实验早已证明 ER 及 PR 阴性的乳腺癌，其组织中有较高的前列素水平，而阿司匹林能抑制此类实验动物 cox-2 的过度表达，因而取得早期抑制其转移癌效果。

遗憾的是由于该研究报告系回顾性调查，服用阿司匹林的对象并非为了预防乳腺癌的复发，而是因其他心、血管疾病而仅小剂量服用阿司匹林，每日仅服80毫克或每隔日服用100毫克，因此未能明确增大剂量是否能提高疗效。总之，由于该药价廉易得，小剂量服用并不会导致消化道出血的并发症，且尚有预防心、脑血管疾病之效，乳腺癌患者中患有此类疾病的也非少见，服用该药可一举而多得，未尝不是乳腺癌患者的一大福音。

60. 多食保健品是否有助？

国人素有"药补"或"食补"的传统文化，一旦前往探视有病或大病初愈的病人时，常以各种保健品相赠，以示关心或祝其早日康复之意，此乃国人之习俗，有异于西方世界之赠鲜花，以示祝福。是以在医院附近专卖各类保健品的商店与鲜花铺并肩而立，在病房中的病榻旁也常堆放了亲友相赠的各种保健品，相信我国的保健品市场绝对是全球之冠，乃至国外旅游或公出的友人也往往采购大量保健品而归，以馈赠诸亲好友。

那么，究竟如何对待保健品？在乳腺癌康复期是否要服用各种保健品以取代药物防止复发？在回答此问题之前，各位不妨回忆一下近几年在国内有关防癌保健品的消费市场，从鲨鱼软骨粉、中华鳖精、灵芝孢子粉等，均在市场红极一时，但何以历时数年就悄然而退，甚至销声匿迹了呢？缘因该类所谓有一定"功效"的保健品，并非具有"药效"，虽一字之差，其谬误则大矣。举凡药品均须经严格的临床人体试验证实，不仅对某种疾病或症状有肯定的疗效，且只能允许有限的不良反应，且其质量稳定而可控，此三者缺一不可，即使被批准后上市，还要定期抽查其质量并对其药效进行远期的评估，以确保其质量。即使如此，我们不时尚可见到报章、媒体对不良药品的曝光，甚至被取缔的。正因为药品的审批过程极为严格，尤其在现今各种有效药物已充斥市场的今天，欲生产一符合上述三种要求，其药效又要优于已上市的同类产品，殊属不易。大致经前期的实验室研究有效的研究药物中，经临床Ⅰ、Ⅱ、Ⅲ期试验肯定有效而被批准上市的不及百分之一。所以研发新药不但须大量的资金投入，且更须耗费不少于10年的时日。这就说明为何我国缺乏拥有自主产权的一类新药，又为何各种保健品充斥市场的内在原因了。这乃是缺资金、乏远见、谋近利的必然结果。尤其是保健品在中国市场又有前述的得天独厚的条件，只要经实验室研究或动物体内试验证明该产品具有某种功能而又无明显毒性即可获批准成为保健品而上市。这从某个角度也帮助您了解何以国外的大药厂均纷纷跨国合并以及每一上市的新药均价格昂贵之因，实际系研发新药的前期投入实在太大了。

相信上述的背景资料有助于您对保健品产生过程的了解。就抗癌的保健品而言，还有更值得您掌握的资讯。首先，动物与人类存在种族差异，其次动物实验即使应用的是人类肿瘤细胞，也属于移植性肿瘤而非自发性肿瘤，试问有哪一种肿瘤是移植所致的？再说，实验应用的药物剂量如以人的体重计算一般均相差较大。故对保健品的功效究竟如何看待就值得商榷了。所以我们应警惕对保健品功能的误导。

提示: 保健品终究不同于一般单验方，只要不是假冒伪劣产品，一般是对人体无害的，您在维持正常的康复治疗的同时，只要财力允许，在癌症治疗的间歇期不妨予以试用，但应予以正当定位，不应过分依赖其保健作用。

61. 康复期是否应长期服用中药?

　　癌症患者进入康复期后，多数人会服用一段时间中药，一为促使身体康复，二是防止复发，这几乎已成为广大中国癌症病人的惯例，无可非议。至于服用中药的是否复发率较低就无人追究了，而中药应维持多久就更无人过问了。医保对西药的应用不但应掌握其适应证，对剂量、疗程均有严格的规定及相应的审核制度，稍不注意就遭罚处。而对中药或许是贯彻中医药政策吧，就宽厚多了，即使服药经年，也报销不殆，以致有次群众性的科普讲座会上，有一听众向我提问，"我是一乳腺癌患者，术后已连续服用中药18年，何时可了?"我反问，"是谁让您服用18年的?"她告我，"社会上不是盛传'防复发，吃中药'吗?"，她自认中药效果不错，历时18年而无复发，颇虑一旦停下来，遭至癌症复发，岂非前功尽弃。这的确是一颇令人思量的难题，类似的问题我也曾被国外同道问及，他们知我曾潜心学习中医多年，且颇笃信中医，而相信中西结合治疗癌症的疗效，但每每当他们让我拿出具体的例证时，常使我困惑。的确，有关中医治疗设计较严密的前瞻性研究的临床科研工作太少了，以致至今拿不出有"证"可"循"的可信依据。尤其当友人们提出何以美国的各种常见肿瘤的五年生存率几乎均优于我国时，更使我哑然，因为西方洋人可是从不服用

病友♥语:

　　生病是不幸的，但我们又是幸运的，来自亲人、朋友、同事的爱，让我们能一路走来并康复得那么好。有时我会把对生命的感悟讲给儿子听，希望他能体会到人间的真情，健康地成长。

　　　　　——周莉萍

【病症】指患者有主诉不知，且脉象及舌苔均有异常所见者。

中医汤药的。我也曾就此问题请教过中医同道，多数人给我的答复是一般服中药半年为宜，除非有需要调理的病征，否则不宜长服。当问及有何依据时，则被告知个人经验而已。在此我不禁要呼吁中医领域的有志之士及领导部门应就此问题认真地进行临床科研，不但有助于祖国医学在国际学术界的地位，也是一有利于节约卫生资源、减少浪费的善举，更对推动科学的循证医学观点有益。

这里值得一提的是千万不要忘了"是药三分毒"这一流传甚广的谚语，我们必须纠正中药是"无毒的植物药"这一认识上的误区。数年前，北京某著名中医铺以"青木香"代替"广木香"，致使服药者罹患"肾曲管间质炎"及"肾盂癌"，甚至因此而伤身，或因肾衰竭须终生透析者不乏其人。此一惨痛教训应使我们引以为戒。现今已知不少植物均含有对人体有害的物质，绝非人们想象的那么安全，尤其现今的中药材是否如此"地道"？就其产地、采摘季节、炮制方法等是否还遵例如此讲究？是原药还是替代品等均值得推敲。祖国医学的精髓是辨证施治，平衡阴阳，即使应用补药也唯有"虚"才能进"补"，过之则有害而无益，补药尚且如此，更何况其他攻伐之品，岂能服药经年而不受其害哉？据此，作者建议广大的乳腺癌康复者在术后一年已完成放、化疗等各项基本治疗，一般状况尚佳，除雌激素受体阳性者尚须继续服拮抗

剂外，宜早日回归社会，可参加有利康复的各项活动，
而不再服用针对肿瘤治疗的药物。

62. 我能怀孕吗？术后多久怀孕较合适？能引起复发吗？

生儿育女乃人生之大事，现今社会虽有不少"丁
克"族，但绝大多数家庭均仍遵循"无后为大"的古
训，因而不少育龄女性患癌后常有能否怀孕的压力。
究竟能或否，至今并无定论，一般认为有两个值得考
虑的意见。一是最好在癌症治疗后 3 ～ 5 年期间不要
怀孕，缘因癌症的复发或转移一般常见于术后 3 年内，
如已过五年仍无复发迹象，也就是所谓的 5 年无癌生
存，可认为已属临床治愈，今后再复发的机会就很小
了，而目前也尚缺乏证明此时怀孕与否对复发利弊的
证据。于是得出至少在术后的 3 ～ 5 年内不要怀孕的
建议，因为如在此期内怀孕后一旦复发，颇难自处。
其次，从生殖医学的角度考虑，在癌症治疗阶段常会
接受化疗或放疗，而暴露于化疗或放疗下的卵子在成
熟过程中甚易受影响，以致一旦受孕，不但易发生流
产且畸胎率也就较高。一般这种影响大致须 6 个月时
间才能消除，因此在癌症治疗结束后 6 个月内不宜怀
孕。另外，如盆腔部位的放疗曾影响到子宫，则有可
能易于发生流产或早产，婴儿也常易体重过低。如涉

及这方面问题，则常需由专科医师进行评估。

当然，上述情况仅限于一般癌症患者，对乳腺癌等某些内分泌依赖性肿瘤则情况又有不同。因为此类肿瘤对相应激素的刺激甚为敏感，而在女性的怀孕过程会引起体内的激素水平的变化，而雌激素水平的提高显然会对乳腺癌的复发带来一定的影响。所以，对于康复期的乳腺癌病友，即使现在尚无证据说明在此期间怀孕能促使其复发，但应较一般的癌症患者更为谨慎。那么，对雌激素受体阴性的乳腺癌患者是否可放宽处理呢？结果也是否定的，因为乳腺癌的生物学特点是其不均一的多态性。即使其免疫组化雌激素受体（ER、PR）检查报告是阴性的，但也并不除外其中有 10% 或更少肿瘤细胞的雌激素受体是阳性的这一事实，因此，体内雌激素水平的提高，就会促使体内残存的少数这一类细胞受其影响而激活。

总之，作为一名乳腺癌的康复者，在术后 5 年内请不要考虑怀孕。5 年以后如无复发，虽然目前无证据支持怀孕会促使复发，但还宜慎重待之。

63. 我渴望有亲生骨肉，何处求助？

我国乳腺癌的发病近年来虽有老龄化的趋势，但与西方世界相比，年轻患者的发病率仍相对较高。临床上不但四十岁以下的少妇患此疾的比例不低，二十余岁的年轻女子患乳腺癌的也时有所见。与年龄稍大一些的乳腺癌患者相比，她们面临了更多的问题和难以决断的选择，生育即是其中之一。"盼子心切"之情，不仅是个人感情之需，也常涉及家庭的和谐及稳定。建议这些乳腺癌患者在考虑生育问题的时候一定要注意权衡利弊，在确保自身健康的情况下再考虑孕育下一代。

对于确有生育需要的乳腺癌患者，作为医者，当应尽可能协助解决此难题。从技术角度而言，可采取两种方法。

一是如前所述之自然受孕，但须注意在无瘤生存5年后，并在停止枸橼酸他莫昔芬片等治疗半年后怀孕。一般而言，外科手术及乳腺局部的放疗不致影响生育，化疗则因损害卵巢而影响卵的营养，易导致不育及早产。各种化疗方案对生育的影响不尽相同，一般年龄越轻的患者，在治疗后留下的卵母细胞就越多。您可与经治的肿瘤医师就您月经周期恢复的情况评估一下自然怀孕的可能性及对胎儿可能的影响。

二是借助试管婴儿的技术。当然，迄今为止，由于有关研究成果的资料有限，因此目前尚无法肯定此技术用于乳腺癌康复者是否绝对安全。存在两种不同的观点。一种看法如前所述，认为乳腺癌是一激素依赖性肿瘤，为了获取可供冻存的卵或胚胎的标准化治疗方案，均须在其月经周期应用激素，以提高雌激素水平，促使卵巢中多个卵成熟。而这种即使短暂的雌激素水平的提高，也有可能促使某些癌细胞加速生长，因而对乳腺癌康复者是不安全的。

那么，是否存在既可取得成熟的卵而又避免提高体内雌激素水平有异标准化处理程序的替代疗法呢？因为我们知道，在自然状态下，每一月经周期并不须额外给予雌激素即可产生一枚自然成熟的卵。现经研究，用其他不提高雌激素水平的替代疗法也可获得一个以上的卵，具体的可使用枸橼酸他莫昔芬片或芳香化酶抑制剂。

枸橼酸他莫昔芬片作为雌激素拮抗剂，常用于乳腺癌的治疗以保护乳腺不受雌激素影响，看来似乎是禁忌证。但枸橼酸他莫昔芬片也常用于不孕症的治疗，此药可刺激卵巢，致使每一月经周期平均可收集到两个卵。因此，至少可较自然状态下多获取一个胚胎。当然该药也能与标准的内分泌疗法合并使用。后者可有助于获取多个成熟的卵，而枸橼酸他莫昔芬片则有助于保护乳腺，初步结果显示此法优于单独应用枸橼酸他莫昔芬片可以获得更多的卵。当然，此两方法还须更长期的观察确保其安全性。

芳香化酶抑制剂可阻断体内雌激素的形成，常作为绝经后妇女乳腺癌的辅助治疗，可控制体内的雌激素于较低的水平。从而可以降低因应用激素获取更多的卵，而促使肿瘤细胞生长的危险。用此药物也可使医师获取更多的卵。当然获取卵的多少常与患者的年龄有关。如您是 30 余岁的女性，每一月经周期可获取 10 ~ 12 个卵，当然此法也还在临床研究中，但初步结果未显示有增加复发的危险。

64. 我女儿会患乳腺癌吗? 风险多大?

这是乳腺癌患者非常关心的问题。众多流行病学调查的结果已明确，亲属中有乳腺癌患者是发生乳腺癌的重要危险因素，其中一级亲属（母亲或姊妹）患癌的影响尤为显著。而且在判断您女儿患乳腺癌危险性的大小时又与您患癌时的年龄、是否已经停经、是单侧还是双侧等有关，都是重要的考虑因素。

一般而言，如您已年逾 50 岁，并已绝经，且为单侧乳腺癌，您女儿患乳腺癌的相对危险度为 1.7（较常人高 1.7 倍）。但如患癌时尚未绝经，则您女儿患乳腺癌的危险度增加至 3.1。当然，您如是双侧乳腺癌，则您女儿的危险度显著增高，且也因您患癌时是否绝经而各异，分别为 4.0 及 8.8。

近年的研究发现，有两种基因 BRCA1 及 BRCA2 与乳腺癌的发病有关，凡有 BRCA1 或 BRCA2 突变携带者，则不但其本人在 80 岁以前得乳腺癌的概率高达 85% 左右，且可遗传给其女儿，使其成为具有高遗传性的乳腺癌。所幸这种乳腺癌的发病率并不很

【BRCA1】是迄今为止已被发现的与乳腺癌发生有密切关系的基因，如某女性携带此扩增的基因，终其一生发生乳腺癌的可能性在 85% 以上。

【BRCA2】与 BRCA1 基因相仿，但更大的可能是发生卵巢癌，而发生乳腺癌的可能性不如 BRCA1。

高，在全部乳腺癌中不到 5%，国人更少。

您女儿如危险度不太高，则可稍提前参加年度乳腺癌筛检，危险度稍高时，也可服用枸橼酸他莫昔芬片等预防药物。如属于较少见的 BRCA1 或 BRCA2 突变基因携带者，也可考虑作双侧乳腺组织切除，以替代物填充的整形手术。

65. 对于乳腺癌风险较大的女性，如何预防？

现已知乳腺癌发病不仅与雌激素息息相关，也涉及家族、饮食、月经、生育等，且与心理、烟酒等因素有关。现从易于实施预防的角度，按女性不同年龄段应予注意的事项加以叙述。

婴幼儿期：切忌过胖。读者诸君可能存疑，何以预防乳腺癌要从婴儿降世即入手，岂非施之过早，有耸人听闻之嫌。其实不然，须知成人体内的脂肪细胞数量一般是恒定的，只有在 5、6 岁前的婴幼儿时，才可以分裂增殖，因此惹人喜爱的白胖婴儿，其脂肪细胞不但较饱满，数量也会有增加，势必为日后富态的身躯埋下祸根。各位在周围亲友中不难发现，虽进食相似的饮食，然胖瘦不匀，有的常过食膏粱厚味，并不见体胖。而有的使劲节食，仍体胖如故，所谓喝白开水都能长胖，其因之一，乃两者脂肪细胞总数不等，数量多者，虽细胞尚欠饱满，就显体胖。反之，也然。而绝经期后的肥胖妇女患乳腺癌的危险却远较体瘦者为甚。

儿童期：不宜营养过度。随着人们生活水平的提高，以及对独生子女的溺爱，家长们每以各种美食善待儿孙辈，汉堡包、冰淇淋、巧克力等这种高脂肪、低纤维素的饮食早已成为孩童们的"最爱"，以致在儿童中超重的胖墩比比皆是，各地在暑期竞相举办"胖墩"夏令营以减肥，而女生的月经初潮也已自50年前的平均15岁降至目前的13岁以下，更有提早至11岁许者，此乃由于儿童期习于高热量的高脂肪饮食，致使性成熟提前。据上海市最近对数十万余例妇女的调查，发现月经初潮年龄与乳腺癌的发病密切相关（$P = 0.0002$）。如月经初潮年龄 ≤ 13 岁的妇女，发生乳腺癌的危险度为 1，随着初潮年龄的后移，其患乳腺癌的危险性也以每岁约 10% 的幅度递减。初潮年龄 14 岁的为 0.9，15 ~ 16 岁的为 0.8，≥ 17 岁的则为 0.6。欧美妇女膳食中脂肪所占的比例甚高，达 40%，我国城市居民中现也已达 30% 以上，高脂饮食不但致使前述的月经初潮提前，行经期延长，而且会使日后形体趋胖，而这些均是易患乳腺癌的危险因素，且发胖年龄越早，患乳腺癌的危险性越大。

　　所以在儿童期养成良好的饮食习惯颇为重要，高脂肪、低纤维饮食者不但发生乳腺癌的风险要较低脂

【少食脂肪】美国2006年的一项研究显示，喜食低脂饮食的妇女乳腺癌的风险较低；另一项欧洲的研究发现，饱和脂肪与乳腺癌危险性增加有关。油煎食物或红肉是否显著增加患乳腺癌的风险至今尚无定论，然则多食富激素植物，如豆类或某些蔬菜及水果，可能有助于减少风险。

肪、高纤维者高两倍，且还易得高血压、心脑血管等其他疾病，因此应养成少食脂肪尤其是饱和脂肪酸，多食大豆、蔬菜、β胡萝卜素等习惯，以减体脂，对日后包括乳腺癌在内的各种慢性病的预防颇为重要。

青少年时期：增加户外体育活动。现今青少年面临逐级升学考试的压力，平时学校中又实施分数至上的升学教育，各种测验、考试层出不穷，动辄还举行升学模拟、摸底、排队等考试，使学生为应付各种考试而疲于奔命，学生除体育课外，很少室外活动的时间，甚少在阳光下活动的机会。现从美国、加拿大等的大数量人群研究资料发现，阳光对预防乳腺癌有莫大助益，因维生素 D 对乳腺癌有预防作用，而在阳光下的户外活动不但有益于身心健康，强健体魄，且可由此获得大量的维生素 D，而有助于乳腺癌的预防。而且增强体育锻炼可调节月经周期，改变卵巢激素的产生，从而降低乳腺癌的发生，那些每周至少锻炼 4 小时，持续 12 年以上者，可使乳腺癌发病的危险性下降。所以青少年时期的女生应重视阳光下的室外活动，除每日赴校上学及返家尽量骑自行车或步行增加接触阳光的机会，午休时也宜在日光下小憩外，应坚持每周 2～3 次课余时间在阳光下体育活动 2 小时以上的生活习惯。

青春期婚育均循定规：大量研究资料显示，初产年龄晚、不哺乳等均是乳腺癌的危险因素。根据上海市最近公布的调研资料，如将 20 岁以前有初产史妇女发生乳腺癌的危险度定位为 1，则初产时 20 ~ 24 岁、25 ~ 29 岁、≥ 30 岁不同年龄段的妇女，其得乳腺癌的风险分别为 1.5、2.2、2.9（$P < 0.0001$）。当然在严格实行晚婚晚育的今天，我们不鼓励 20 岁即生育，但高年初产会显著增加患乳腺癌的风险，也应避免。产后宜自行哺乳，母乳喂养不但有益于婴儿的身心健康也有助于自身乳腺癌的预防。还是根据上海市的统计资料，如将产后不哺乳的妇女患乳腺癌的危险性定为 1，则哺乳期 < 12 个月、12 ~ 23 个月、≥ 24 个月的妇女发生乳腺癌的风险分别为 0.8、0.8 及 0.4。所以产后应实施母乳喂养，哺乳期至少应半年以上，这样也有利于减轻乳腺增生的症状。一般言之，多数的单纯性乳腺增生每于行经前双乳胀痛，经行则舒，这是有如正常行经一样的生理现象，并非误传的癌前病变，只有极少数须病理组织学才能诊断的非典型增生才被视为乳腺癌的癌前或背景性病变。

另外，从女性的月经初潮至初产的间隔期的长短，也与发生乳腺癌的风险有关，如将间隔期 < 5 年发生乳腺癌的风险假定为 1，则间隔期分别为 5 ~ 9 年、10 ~ 14 年及 ≥ 15 年的妇女，其患乳腺癌的风险分别为 1.3、2.2 及 2.6（$P < 0.0001$）。

所以，当女性进入婚嫁之年，应按自然规律在符合计划生育国策的原则下谈婚论嫁，生儿育女，产后

【母乳喂养】一项在 30 个国家的研究显示母乳喂养时间越长，有助于降低乳腺癌的风险，因为母乳喂养可以保持女性体内雌激素处于较低水平，同时增加乳腺细胞抵抗能力，降低癌变可能。

【35 岁以前生育】较早生育可以降低乳腺癌的风险是确定的，一项研究显示 20 岁以前生孩子比从未生育或 35 岁以后生育的人患乳腺癌的风险降低一半。

自行哺乳喂养，有利于乳腺癌的预防。从预防乳腺癌的角度，"丁克"家族实不可取，作者曾多次参与白领佳丽较多的电视台的乳腺癌普查，发现该单位乳腺癌发病较高且年轻，不少女性乳腺结构不良，其因除工作紧张、生活不规律外，恐也与此有关。

中年时期：关注乳腺更甚于"鱼尾纹"。女性步入中年，最关心的莫过防止衰老、永葆青春了。但须提醒的是请您应有如"关心鱼尾纹似的关注您的乳腺"。在我国，35岁以上的女性就已进入了乳腺癌发病期，45～54岁则为高峰年龄段。除应积极地参加科学的乳腺癌普查，以期一旦有癌早期发现外，自身尚须注意以下几点。首先是避免发胖超重，继续采用科学合理的饮食，避免高脂肪低纤维素膳食，保持适度的体育活动。须知发胖的年龄越早，患乳腺癌的风险越大，经常注意您的腰围及臀围，两者之比应控制在0.87以下。现今选美将女性的三围作为选美的指标，从防癌的角度，我们应提倡控制二围（腰、臀）之比，如此比例迅速增高，应将其视为危险信号而加以警惕。另外，每次月经后作乳腺自检，有可能防止病情较晚的Ⅲ期乳腺癌的发生。

其次，慎用含有各种激素的化妆品，如丰乳膏、去皱霜等，因经常使用不利于乳腺癌的预防，建议在使用前应了解其成分。另外，对各种保持体形的紧身衣也应加以警惕，国外有学者经调查发现，穿紧身衣易导致乳腺癌的发生，有资料显示 24 小时均穿紧身衣，尤其是穿紧身胸衣的女性，其患乳腺癌的危险性要较不穿紧身胸衣的高 12.9 倍，这是因为紧身衣包括过紧的胸罩会压迫乳房附近淋巴管，使受压后的淋巴管丧失排毒功能，毒素在体内会刺激乳腺上皮细胞发生癌变的危险，所以慎用紧身胸衣。

　　最后，女性吸烟也是乳腺癌的危险因素，有的时尚女性为了保持形体苗条而吸烟，须知吸烟者其患乳腺癌的风险概率要较不吸烟者高 2/3，尤以年轻时即开始吸烟的为甚。因吸烟会增加雌二醇在肝的代谢，此代谢产物可直接作用于乳腺上皮细胞，而易导致乳腺癌的发生，嗜烟者也可增加发生乳腺癌的危险。所以步入中年的妇女更应远离烟酒。

　　更年期:慎用雌激素替代疗法。女性进入更年期，最为恼人的是更年期综合征以及随之而来的骨质疏松等。以往长期来习于应用雌激素替代疗法，借助外来的雌激素治疗上述综合征。现已证明，长期使用雌激素替代疗法可使老年乳腺癌的发病激增。美国乳腺癌发病甚高，尤以 65 岁以后的老年为甚，其因之一就源于此。因此自控制应用雌激素替代疗法后，乳腺癌的发病率尤其是老年乳腺癌的发病有明显下降。我国在 30 年以前，乳腺癌发病的年龄呈均态分布，主要集中在 45 ～ 54 岁年龄段，其后发病率随年老而逐渐下降，60 岁以后的老年人发病颇低。

【戒烟】虽然目前尚没有确凿的证据能够证明吸烟与乳腺癌的关系，但是研究提示烟草中的尼古丁有可能促进乳腺癌的发生。

【减少饮酒】国外的一项研究显示，每天一杯红酒增加 12% 患乳腺癌的风险。饮酒越少，危险性越低。

【权衡雌激素替代疗法（HRT）的利弊】据研究发现，HRT 应用于更年期相关症状的缓解会增加乳腺癌的风险，并且随着使用时间的增加危险性也会增加。目前的建议是降低使用剂量并缩短使用时间，同时定期对治疗情况进行回访。此外，HRT 还会使乳腺组织变得更加致密，增加乳腺 X 线摄片诊断的难度。

但近 20 年来情况有了改变，除 45 ～ 54 岁的高峰年龄段外，在 65 岁以后的老年妇女也出现了乳腺癌发病率增高，此种现象主要发生在城市，很可能与城市更年期妇女循西方之旧习，开始普遍应用雌激素替代疗法有关。所以我们应避免长期使用雌激素替代疗法。

另外，更年期后更要警惕出现富态身躯，缘因停经后卵巢分泌雌激素的功能已逐渐消失，此时的雌激素可由脂肪组织中的激素——雄甾烯二酮合成，成为绝经后妇女的雌激素主要来源，因此脂肪组织越多，则合成的雌激素也就越多，为何绝经后的肥胖妇女是发生乳腺癌的危险因素，其因皆于此。

提示：乳腺癌的预防其实是一系统工程，自出生至成长后生活中的每一环节均存在潜在的风险因素及相应的预防措施。这些建议也不仅只针对于高危女性，而是所有女性从小就应引起注意的。希望每一位女性都能行动起来，培养健康的生活方式和饮食习惯，这不仅有助预防乳腺癌，也将有助减少其他慢性疾病的发生。只有这样才能将此危害全球女性最甚的癌症加以控制，也才能把乳腺癌的发病在我国尚处方兴未艾之时即阻遏其进一步发展的危害。

第四篇

转移性乳腺癌

　　尽管乳腺癌在所有癌症中预后相对较好，长期生存者也是各种癌症中人数最多的，但是仍会有少部分乳腺癌由于发现时病期太晚、病理分型较恶或非规范化治疗等原因，在首次治疗后不久又发生了复发转移。所谓转移性乳腺癌是指癌细胞已不仅仅局限于其原发的乳腺及胸壁这一病灶，而扩散至肺、肝、脑、骨等身体的其他部位，也即Ⅳ期乳腺癌。尽管这一诊断无疑对病人及其家人都是难以接受的，但是即使被诊断为转移性乳腺癌也并非就没有希望了。通过科学规范的治疗，控制乳腺癌的进一步扩散，在一段时期内使自身与癌"和平共处"还是有可能的。况且，世界各国的科学家们正在积极地对这一疾病进行不断深入的研究，几乎每年都有新的研究成果出现，新的治疗药物也在不断应用于临床实践，让医者和患者看到更多希望的曙光。

66. 何谓转移性乳腺癌?

　　所谓乳腺癌复发是指乳腺癌经首次诊疗后，又有癌
肿出现。一般有两种形式，一是局部复发，是指癌瘤又
在其原发部位乳腺或胸壁出现；另一种是在乳腺的远隔
部位复发或称之为转移。所谓转移性乳腺癌是指后者，
也即此癌瘤可出现在身体的其他部位，如肺、肝、脑、
骨等。治疗的目的是设法将这些转移灶加以控制，有如
糖尿病等其他慢性病，如不控制饮食，每日数次补充胰
岛素，就难以继续生存。对转移性乳腺癌也采取类似方
法加以控制，而不是治愈，您可同样地通过有计划的治疗，
尽可能将其控制，使肿瘤减退，而不再增长。至少是保
持一较好的生活质量，较长时期维持疾病稳定，不再继
续发展。须牢记的是此阶段治疗的目标是加以控制，而
非治愈。当乳腺癌已侵袭体内的其他器官，致使这些器
官的功能失常，如造血机制、供氧、代谢等，此时应注
意维持心、肺及其他重要脏器的功能，以维系生命。

　　临床上有的乳腺癌倾向于转移至内脏，也有的倾
向于转移至骨及软组织。一般仅有骨及软组织转移的
预后较好。

【远隔部位】这里是指非乳腺或同侧胸壁的其他部位或脏器。

【软组织】人体内除脏器或骨骼以外的脂肪、肌肉及结缔组织之统称。

67. 我的癌转移至脑，但只是孤立病灶，能切除吗?

　　通常，如果癌症的转移灶很明确，并且相对较小，

即使转移至脑部也可以通过外科手术切除，这类手术由神经外科医生来完成。一般在这个手术之后还会进行放射治疗。

68. 乳腺癌转移是否意味死亡？

尽管Ⅳ期乳腺癌（转移性乳腺癌）是相对预后不太好的乳腺癌类型，有一些病友最终未能战胜此疾病。但是，在我们的身边，也不乏能够积极面对疾病挑战，继续带癌生存，并与疾病和谐相处多年的病友。其实，约有 1/4 以上转移性乳腺癌患者可存活五年以上。每一个疾病体现在每一个体身上，虽说有其共性，但每个机体对于疾病的应对和治疗反应还是有所不同的，最终治疗结果也是多种因素共同作用的结果。因此，对于转移性乳腺癌病友，仍应以积极的心态投入以提高生存质量为目的的治疗，尽可能使自己的身体、精神与疾病达到和谐的统一。

69. 能否立即开始治疗，为何还要等待？

每一位癌症病友都希望在确诊后立刻开始治疗，这种焦急的心情是可以理解的。但是随着肿瘤医学的发展，对于癌症也更趋向于个体化治疗，治疗方案的选择也越来越多，即使同一种癌症，针对其不同期别、不同恶性程度以及个体差异，都会有不同的治疗方案。

但确定选择哪种治疗方案的前提是需要通过一些医学检查对疾病进行明确的类型细分。因此，切不可操之过急，多花一些时间在治疗方案的选择上是至关重要的。尽可能与你的医生和治疗团队多沟通，找出最适合自己的治疗方案。

70. 我能参与有关我的治疗的决定吗？

　　由于传统习惯及文化习俗的不同，与美国等西方国家相比，对于癌症这样的疾病，中国人更倾向于对病人隐瞒病情，相关的治疗选择也通常会由医生与病人家属协商制订，而忽视了病人作为疾病治疗主体其积极主动参与治疗的重要性。随着西方人文医学思想的传入，很多中国医生也开始意识到病人自身在癌症治疗中的作用。所以，如果您希望更多地参与自己的治疗，希望和医生共同对自己的治疗做决策，建议您可以和医生直接沟通，让医生了解您的想法；同时也应该和家人沟通，获得家人的理解和支持。

　　对于转移性乳腺癌的治疗，其最终目的是在确保生存质量的前提下，尽可能延长患者的生命。由于每个人的信仰和价值观均会有所不同，对于治疗的选择也可能会有所不同，与你的医生和医疗团队进行有效的沟通将有助于医患携手为了同一目标共同努力。

71. 乳腺癌既然已发生转移，是否还须外科治疗？

虽然乳腺癌已发生转移，意味着癌细胞已向其他器官或组织扩散，往往需施以化疗、内分泌治疗或靶向治疗等全身性治疗，但并不除外特定条件下的外科治疗。一般局限于单一脏器的孤立病灶，如仅有脑部小的转移灶，可切除后再作放疗。但一般情况下，对手术应采取慎重的态度。如乳腺癌常见的肝转移，即使仅局限在肝也不宜作肝置换术，而应采用肝转移灶的射频介入治疗等。同样的，如您曾作保乳手术治疗，即使数年后您的乳腺癌发生转移，只要您保留的乳腺无复发现象，就不必在治疗转移性癌的同时切除您原来曾有原发病灶的乳腺。

反之，如您的癌症已被控制，发现对侧乳腺有一小的病灶时，也可考虑予以局部切除，临床经验告诉我们，采取这样的治疗步骤常可使生存期延长。

总之，转移性乳腺癌的病情较复杂，很难有统一的治疗规范，常须因人而异地根据患者的具体情况加以治疗。所以您须与您的经治大夫取得紧密的联系，也宜与您初治的外科医师甚至放射科医师保持联系，征求他们的意见，使您获取最大的治疗效益。

72. 如何考虑放射治疗？

作为一种局部治疗手段，可能在您作保乳手术治疗您的原发性乳腺癌时，为防止局部复发，曾接受过放射治疗，但现今对已存在的转移灶的治疗就颇为不同了。

放射治疗不但可使肿瘤缩小，更可控制肿瘤引起的疼痛，对某些小的癌瘤，放射治疗可直接使其消失。最常见的是乳腺癌的骨转移，放疗可以有非常显著的止痛效果。有时当有脑转移时，也常用放射治疗，可以在三维定位下，予以精确的放射治疗，一般称之为伽马刀。

现今在三维定位、磁共振等先进诊断技术的帮助下，对须作放疗的部位，常可做到精确定位，明确照射的靶点，使正常组织尽可能地避免损伤，以减少放疗的副作用。一般而言，此种放疗的不良反应还是较轻尚可忍受的。

您必须记住，每次放疗的记录均须保存，因为当某转移灶经首次放疗后，常可被有效控制，疼痛消失。但如一旦局部又复发，能否再次作放疗，就须参照原来的照射部位及照射剂量。因为放疗的照射量有一定限制，是否能再次放疗则需根据您首次照射的量及部位经计算后才能确定。

73. 我的转移灶曾作放疗而控制，现又复发，能再作放疗吗？

通常一个人在一定时期内能接受的放射治疗的照

射剂量是有一定限制的，这需要放疗医生对你的病例和放疗记录进行回顾，评估您是否适合以及何时可以再次进行放疗。

74. 当我再次化疗时，能否再用当初的术后辅助化疗方案?

您首次手术后辅助化疗的目的是希望消除所有的微小转移灶，以求得根治。不幸的是，此辅助化疗未能将播散在他处的癌细胞全部消减，以致发生了明显的转移。显然当您已发生转移后，再用相同的药物是不明智的，因为癌细胞已产生了抗药性。所以，您的肿瘤医师很可能会选用其他药物，尤其当您尚在用药期间或停药不久后发生转移时更是如此。但是，当您在应用辅助化疗多年后才出现转移，则又当别论了，因为此化疗方案还是有效的，不然不可能在停药多年后才发生转移，所以您的化疗医师有可能会在原方案中改变一下药物组成，换掉 1 ～ 2 个药物，与其他新的药物联合，使其更为有效。

另外，用药的疗程长短与辅助化疗时也有所不同。一般在换用新的化疗方案首次给药时，可根据您的身高、体重及脏器功能（肝、肾）一般状况计算出您标准的个体化用药剂量，以求获得最大疗效及最小副用。然后在用药 1 ～ 2 周期后，则可根据您用药后的反应，调整用药剂量及间隔期，也就是说要根据您用药后的有效性及毒性反应加以调整。与辅助化疗不同的是，并非固定 6 ～ 8 个周期即予以停药。一般原则是在尽量维持其有效性，降低其毒性的前提下，只要有效且病人耐受就可持续应用，而不受几个周期之限。

75. 如何知道我的化疗是否有效？

一般在化疗施行 2 ～ 3 个周期后，须作一次评估，以确定其疗效，通常可作一次影像学扫描检查，以观察原先的转移灶增大抑或缩小，有无新的转移灶出现。如原转移灶增大或有新的转移灶出现，则您的肿瘤医师常会终止您原施行的化疗方案，考虑另换一新的化疗方案，因为再继续原先的方案有损无益。当然，如复查发现转移灶缩小或数目减少，甚或转移灶稳定而未见进展达 2 个月，则均说明化疗有效。不论好转或稳定，常须历时 2 个月左右或 2 个治疗周期，这就是为何在开始治疗后要耐心等待，以作评估的原因。当然，有时在一个治疗周期后，病灶明显增大，或出现严重的化疗并发症，则不须观察 2 个月，应即刻停止治疗而改用他法。

您必须了解，医师有时并不需作影像学检查，即可作出评估，如发现颈部有肿大淋巴结，则只需用尺测量其大小，进行动态观察即可。又如您肝大且有肿

【影像学扫描检查】指 CT、MRI 或 PET 等可作连续动态断层扫描的检查，以比较治疗前后的变化。

块，不但可以测量也可查血，根据血中标记物的升降，就可客观地评价其疗效。当然，结合影像学检查所见，就可更为全面地进行评估。

当然，症状的改善与否，也是一项重要的评估指标。如疼痛减轻，食欲改善，疲乏感好转，体重增加等均是化疗有效的迹象。

76. 由于化疗影响免疫功能，在此治疗期间我是否能工作？

您必须知道，对于转移性乳腺癌给予化疗的目的是尽可能地延长生命，使您能维持一正常的生活。化疗固然会使您受影响，但您仍应尽可能地从事力所能及的工作，虽然化疗会影响您的免疫系统，但真正的威胁是白细胞计数低下。白细胞中的多核细胞主要的作用是抵抗感染，一旦白细胞数目低下，则会增加感染的危险，一般该多核细胞在化疗周期的中期可降至最低，维持数天后，逐渐恢复，因此发生感染的最大危险是在化疗周期的中间阶段。

很显然，在您化疗期间应尽量减少感染的机会，尤其在化疗周期的中间阶段。虽然您不必为了避免与感染源的接触而将自己隔离起来，但在此期间应尽量避免与感冒或发烧者接触。这一般在家中就能做到，只要注意不让有病者来访即可。

　　当然，如在工作环境或社交场合，尤其当您不愿让您同事或朋友知道您目前状况时，颇难加以处理。但您必须掌握您所处的环境，尤其当您白细胞数目低下时。如您实在无法避免这种处境时，您应尽量地减少暴露于此环境中的时间，或戴一口罩，少说话，同时不使用公共器皿，如玻璃杯、毛巾等。

　　其实绝大多数化疗期间发生的感染均源自隐匿于您肠道或皮肤的细菌，您的免疫系统正常时能使这些细菌经常处于其固有的场所，但当您白细胞数目低下时，它们就越界而出，引起感染。多年的研究显示抗生素、营养支持或饮食改变等均不能预防其发生。幸运的是多数病人在化疗期间并不发生感染。而且即使发生感染，只要及时治疗，效果也是好的。因此，您在化疗期间一旦发烧，须即刻就医至关重要。

77. 我曾用多药联合化疗？为何这次只有单一药物？

　　多药联合是在同一时间应用多种抗癌药物的治疗方法。与单一用药相比，这种联合用药的治疗方法一般会产生更多的副作用。对于没有转移的乳腺癌，即使应用联合化疗会有更多毒性的可能，但为了更好的预后，一般医生仍会坚持使用。大多数病人为了获得更好的治疗效果，也倾向于接受多药联合治疗方案。

而对于乳腺癌复发或扩散的转移性乳腺癌的治疗，更倾向于在确保生存质量的前提下，尽可能延长生命这一目标。治疗的目的趋于在治疗引起的副作用与病人的生活质量间寻求一个恰当的平衡。当然，这并不代表对于转移性乳腺癌医生就完全不会应用联合化疗方案，而且有时两种或更多药物一起使用不仅副作用并未增加，可能还会提高相互作用的机制。靶向药物治疗就是一个很好的例子，其与传统化疗药物联合使用，治疗效果的确得到提高。所以，选择联合还是单一用药方案，也需要依据病人的不同情况进行选择。

78. 是否须住院治疗？药物是否须更新？

大多数乳腺癌的化疗是不需要住院的，一般在门诊或家中完成即可。根据化疗给药途径的不同，可分为静脉、口服、肌内注射、鞘内给药四种方式。静脉给药是最常见的化疗给药方法，一般需要在医院的门诊化疗室进行，根据化疗药物的不同，所需要的治疗时间由 1 小时至几小时不等。由于空间条件所限，国内一般医院的化疗室都是多人共用的大房间，虽然缺少一些私密性，却也可以在这里结识更多与你同病相怜的病友，通过与病友建立友谊和信任，彼此沟通交流，互相鼓励，树立战胜疾病的信心。口服给药方法是最简单的，由病人按医嘱在家服药即可。肌内注射在乳腺癌的化疗中应用较少，但偶尔会应用于乳腺癌的激素治疗。鞘内给药化疗一般应用于乳腺癌神经系统转移的病例。

79. 何谓置管化疗，我是否需要？

虽然置管化疗并不是必须的方法，但由于化疗病人反复接受静脉注射化疗药会使血管变得脆弱，增加护士注射操作的难度，不仅增加护士的心理压力，也让病人忍受了不必要的疼痛。如果化疗药物在静脉以外的地方遗漏，还有可能造成软组织受损。所谓置管化疗，就是通过一种血管通路装置，在中心静脉端预留一导管接口。这种装置一般针对门诊化疗病人使用，由医生在病人胸部或双臂皮下靠近心脏大静脉的地方放置一种壁很薄的管子（导管），通常会放置几个月甚至几年，直到不需要使用。当然，因为置管属于外科手术行为，尽管由此引发的并发症很少见，但也还是存在的。所以，具体到每个人是否需要使用，您的主管医生会帮助您选择。

80. 什么是化疗周期？

根据乳腺癌类型和使用的化疗药物的不同，病人在用药时间上也不尽相同，有的需要每天用药，有的需要每周 1 次或 2～3 周 1 次，还有的每月 1 次。之后，为了缓解一些副作用，还会让病人休息一段时间调整一下身体状况，这个过程即为一个周期。治疗几个周期、休息多长时间通常需要医生根据病人身体对治疗的反应以及副作用等具体情况做出决定，一般均需几个周期。对于转移性乳腺癌，只要治疗对病人有效，医生通常会坚持持续性的治疗。

81. 是否副作用愈大，意味着效果愈佳？

并没有事实证明副作用越大疗效越好，每个人对副作用的忍受力是不同的，且不同的药物副作用的大小及类别也是不相同的，目前有很多副作用小、疗效好的化疗药。因此，如果你对化疗没有什么不良反应，那么不必过于担心，尽管按医生的医嘱用药即可。

82. 为何在化疗期间频繁地检查血象？

通常在化疗后的 1～2 周，患者的血细胞计数会降至最低点，几天之后又开始回升，一般在你做下一期化疗的时候，血细胞计数会恢复到正常水平。所以，医生在每一次化疗前都会要求你抽血做化验，以确认化疗的安全性。如果白细胞或血小板数目偏低，有可能医生会让你等待一段时间，直到检查结果正常。医生需要了解这些指标的最低值，以便于调整用药剂量或在治疗期间采取一些措施。如果患者的白细胞计数通常都很低，或者有血象过低引起的发烧以及感染的情况，医生通常会在化疗前给予细胞因子（Neulasta or Neupogen），以防止白细胞数目过低的情况发生。

为了预防由白细胞数目低下或血小板数目过低引起的感染及失血，在化疗过程中，医生也会通过细胞计数检查给予一些预防建议并采取一些治疗措施。因此，频繁的血液检查是医生为了更好地了解你的身体情况，以进行安全的化学治疗所必需的检查项目。

83. 化疗期间能否外出旅游？

遵守化疗周期的日程安排是非常重要的，但也不是人们想象的那样严格。而且，疾病治疗本身的目的也是让病人能够更好地享受生活。对于转移性乳腺癌病人来说，与疾病的斗争是长期的、持久的，如果说因为治病而不能享受生活中的种种快乐，对于癌症病人来说是不公平的，节假日的娱乐休闲、与家庭成员的团聚同样也是癌症病人生活的一部分，不能因为化疗而远离这些快乐。对于外出旅游，只要自我感觉身体状况可以，在化疗的间歇期，可以安排一些不需要很多体力消耗、以亲近大自然、放松身心为主要目的旅游。当然，在做这些计划之前最好征求一下主管医生的意见，以便医生对化疗进度有一个整体的安排。

【**细胞因子（Cytokines）**】是由细胞自身产生的一种化学物质，可在细胞间传递分子信息，引起体内其他领域细胞的反应。因此体内可有各种细胞因子，分别可抑制或增强免疫反应。也可用重组 DNA 技术在实验室合成而用于包括癌症在内的多种疾病。目前应用较多的是激发血细胞的再生。

84. 有什么良策提升我的红细胞?

人体的骨髓会制造血细胞,但骨髓对化疗非常敏感,化疗常导致骨髓抑制的发生,不同的药物对骨髓抑制的程度不同,但随着治疗的停止,血细胞会恢复到正常水平。如果血细胞持续处于较低水平,医生会减少化疗剂量。虽然低剂量的化疗相对来说杀死的细胞数也较少,但可以允许你按计划接受治疗。另一个办法就是化疗开始后给予细胞因子(如粒细胞集落到1级因子,Neupogen 或者 Neulasta)。

也许你会对这种物质的作用机制有点儿兴趣,在这里简单地讲一下。这种细胞因子或者集落刺激因子是促使骨髓白细胞增长的因素。集落刺激因子可以促使由于化疗或放疗导致的骨髓副作用的修复。骨髓副作用导致细胞计数降低,为了控制中性粒细胞,特别是当你有比较严重的感染时,医生会在化疗周期中给予细胞集落刺激因子。这时你可能会感到骨头有些不舒服,这是由于药物的作用,骨髓加速制造血细胞的原因。通常这种疼痛是轻微的,并且可以通过给予止痛药如布洛芬予以控制。

85. 大剂量化疗并作骨髓移植是否优于标准化疗?

对于某些癌症的治疗来说也许是这样的。多年前,曾寄希望于此法以治疗乳腺癌患者，但经大量实践及多年的研究显示，对于乳腺癌病人来说，应用这种治疗方法与标准的化疗方案相比并没有明显的优势，甚至有更多的乳腺癌病人死于由于这种治疗方法引起的副作用。因此，现今已将这种治疗方法局限于血液系统恶性疾病，而对乳腺癌等实体肿瘤，已放弃应用大剂量化疗并作骨髓移植的治疗方法。

86. 乳腺癌已转移至肝，是否意味着死亡？

首先您必须认识到乳腺癌转移至肝并不等同于肝癌，正像转移至肺、脑、骨也不同于肺癌、脑瘤与骨肉瘤。凡是癌症从其原发器官转移至任一其他脏器，仍保留其原发癌的特性，所以原发性肝癌与乳腺癌肝转移是完全不同的两个癌。不少癌症都可转移至肝，其生物学特性也各异，且与其原发癌相似。乳腺癌是各种实体肿瘤中对药物治疗最有效，其预后也是较好的，即使转移至肝、肺、骨等处也是如此，较之其他器官原发癌发生上述部位转移的均为佳。虽然乳腺癌发生脏器转移的较发生骨或软组织转移的更为凶险，但也不能说肝转移即意味死亡，缓解的可能性主要取决于您过去施行治疗的多寡，是否有效，您的一般状况，以及体内是否有他处转移灶及其程度。

【射频治疗】是在局麻下，直接经皮肤将导针穿刺入肝内转移灶，通过高温将癌细胞杀死。

【冷冻外科】是用与射频治疗相似的手段，将癌细胞冻死。

【栓塞性化疗】通过血管介入法，在放射荧屏显影下，将导管经股动脉插入肝的营养肿瘤的分支血管，然后注入药物并予以栓塞，但因转移癌的血管供应不同于原发癌，因此较少应用。

　　您的医师将会给您选用最佳的治疗方案，当乳腺癌发生肝转移时常会用化疗或靶向治疗，也可能会选择内分泌治疗。对局部的肝转移灶，有可能会作手术切除或射频治疗、冷冻外科或栓塞性化疗等其他局部治疗。

87. 我适用哪些靶向治疗药物？

　　近年来，经过科学家的不懈努力，对促使癌症发生、生长及传播的复杂的生物通道有了进一步的了解，靶向治疗就是这种研究结果应用于研发新药及临床治疗令人振奋的成果。这些药物可阻断促使癌肿生长或扩散的特殊生物通道或相关的蛋白。由于这些"时髦药物"可直接将肿瘤所特有的分子或细胞作为靶向加以改变，因此有望较传统的化疗更为有效，且对正常细胞的损伤大为减少。但这种类型的药物是目前仍处于研究开发阶段的新药，无疑前景甚佳。近年来，已较广泛地应用于临床。转移性乳腺癌常用的有贝伐单抗（Bevacizumabe）、阿瓦斯汀（Avastin）、曲妥珠单抗（Trastuzumabe）、赫赛汀（Herceptin）、拉帕替尼（Lapatinib）及泰克泊（Tykerb）。

　　其实，并非所有的靶向治疗药均是新的，在过去许多乳腺癌治疗方案中均包括针对乳腺癌细胞雌激素或孕激素受体的激素治疗，如枸橼酸他莫昔芬片阻断雌激素受体，使肿瘤细胞不能获得足够的激素供养，最终导致癌细胞的死亡。其他如芳香化酶抑制剂同样地阻断了制造雌激素所必需的芳香化酶，从而减少了绝经后妇女的雌激素含量，而同样达到抗雌激素的作用。

现今已研发了不少新的靶向治疗药物，均是阻断各种癌细胞特异的酶或生长因子受体，单克隆抗体赫赛汀就是通过阻断 HER-2 生长因子受体蛋白而取得疗效的，因为 HER-2 蛋白传递生长信号给乳腺癌细胞，而赫赛汀对 25% 过度表达 HER-2 的乳腺癌患者是一很有作用的药物，该药可以单独应用于转移性乳腺癌，但一般常在开始时与传统的化疗药物如紫杉醇联合应用。

表皮生长因子（EGFR）是一种蛋白受体，被激发后可输出激发一系列化学反应的信号，最终导致肿瘤细胞失控的分裂及增殖，而体内自身的免疫系统无法阻断此种失控的生长。此种信号也可促使肿瘤细胞向体内远处转移。这些受体的位点（包括 HER-1 及 HER-2）及化学反应给其他治疗药物提供了靶点，如厄洛替尼（Erlotinib）、特罗凯（Tarceva）、吉非替尼（Gefitinib）、易瑞沙（Iressa）、艾比特斯（Cetaximab）及爱必妥（Erbitux）等单克隆抗体。虽然这些药物经研究并无抗乳腺癌的明显作用，但是有可能与其他常规的细胞毒性药物联合应用而提高疗效，目前尚在研究中。

拉帕替尼（Lapatinib）、泰克泊（Tykerb）是一能抵制 HER-2 蛋白的小分子，由于其作用机制与赫赛汀有所不同，常对 HER-2 阳性经赫赛汀、蒽环类药物等治疗失效的乳腺癌有效。此药也是一种口服药，常与卡培他滨（Capecitabine）联合应用。

88. 我已化疗数个月了，病情尚稳定，能否度个"休药假"？

一般而言，复发性乳腺癌的化疗有异于术后辅助化疗，并无预设的疗程，常是只要化疗有效，就持续用药，直至出现不能忍受的副作用为止。现您的转移灶经化疗后已缓解，且较稳定，又有较明显的化疗副作用，要求停止化疗休息一阶段，这些可以理解。但很难就这个问题向您提具体的帮您作出决定的建议。因为现在有关的研究资料只是显示持续化疗与短期化疗相比较，只是可以延长您的无进展生存期，而并不能延长您的总生存期。不利之处是持续化疗的副作用常较短期化疗的为甚。但另一方面也确实有不少病人感到化疗后病情好转。

其实，这主要取决于您是采用何种化疗方案，例如，很少有人在经历 6 个月的紫杉醇化疗后，其指梢或趾端不出现明显的麻木或针刺感的。这一与剂量有关的周围神经的不良反应甚至可引起严重疼痛，进而影响您握物或走路。事实上的确曾有报道，长期应用紫杉醇仅在无进展生存期方面显示优于短疗程应用。

　　虽然紫杉醇与新的靶向药物贝伐单抗（Bevacizumab）联合应用为时尚短，其长疗程与短疗程治疗的利弊尚未作系统的观察，但由于此种新的靶向治疗药物其毒性远较传统的细胞毒性药物为轻，易于忍受，所以您停用紫杉醇后仍可继续应用贝伐单抗。即使您的癌症复发了，但由于无症状（如骨扫描显示有新的转移灶，但不痛），所以可能您采取"休药假"数个月的决定还是合算的。另外，您及您的医师可严密地观察您的病情，藉扫描、血化验及其他常规检查尽早发现复发或进展的症状，一旦发现即可施以新的方案治疗。

89. 我被告知癌症已缓解，是否意味已治愈?

　　癌症缓解通常是医生对癌症治疗有效的一种描述。如果通过相关检查证实已没有癌细胞的存在，医生会告诉你癌症完全缓解；而有时可能只是与治疗前相比，癌症范围缩小，但癌细胞仍在体内存在，称之为部分缓解。对于转移性乳腺癌来说，完全缓解也可能只是暂时的，转移性乳腺癌一般对最开始的治疗反应很敏感，而不久后有可能癌症会再次来袭，因此，每一次缓解都是你放松的好时机。缓解，并不意味着即将治愈，即使完全缓解，也并不意味着癌症已被治愈。因为对于您现时癌症的治疗来说，所有的治疗都仅是暂时控制住了癌症的进一步发展，囿于目前的医疗水平和技术，医生还不能预测哪种类型的癌症在治疗后完全不会复发，也即完全治愈。只是相对来说，越早期的病人，病灶仅局限于某一部位的病人，治疗效果会更好，复发率也越低。这也是癌症病人需要定期复查的原因。

90. 我的癌症缓解概率有多大？维持多久？能预测吗？

每一个人癌症缓解的概率有多大很难一概而论，因为对于治疗的反应受很多因素影响，包括身体健康状况、精神状态、转移范围等。当然，最重要的预测指标是你对第一期治疗的反应如何，在最开始化疗时反应越快、越全面，通常意味着治疗的效果会越好，持续缓解时间也会越长。而一旦乳腺癌复发，机体对一种新的治疗方案的反应可能也会降低，获得缓解的持续时间也会缩短，直到癌细胞对治疗没有任何的反应，治疗的重点就将转移至相关症状的控制，这也就是通常所说的姑息治疗。尽管是否行姑息治疗取决于病人自己的选择，但是大多数肿瘤科医生认为如果病人对最后三次的治疗方案没有什么反应，且病人已经整日卧病在床，那么即使再多的化疗此时癌症缓解的概率相对来说也是非常渺茫的。

91. 为何医师告我只须作内分泌治疗，不必化疗？

内分泌治疗是一种应用于激素受体阳性乳腺癌患者的治疗。一般当确诊为乳腺癌后，医生会要求作病理组织活检，由病理科医生确认雌激素受体（ER）及孕激素受体（PR）是否为阳性。如果结果均为阴性，那么内分泌治疗就是无效的，化疗是你的唯一选择；只要至少有一种受体为阳性结果，就可以考虑使用内分泌治疗；当然，化疗仍是这种类型患者的一个选择。有时这些激素受体也会改变，一般会从阳性转变为阴性，而从阴性转变为阳性的情况很少发生。因此，如果医生怀疑有改变的可能，会要求对转移部位的癌灶进行雌激素及孕激素的检测。

在激素受体为阳性的绝经期乳腺癌患者中，内分泌治疗通常是治疗的第一选择，尽管这种治疗方法也有其副作用，但与化疗相比副作用更小一些。此外，内分泌治疗对于仅有骨与软组织转移的转移性乳腺癌更有效。内分泌治疗对于有肝、肺等重要脏器转移的病人也是有效的，但在这种情况下不如化疗显效更快。

提示：转移性乳腺癌病人如果在辅助内分泌治疗期间出现了复发，医生可能更倾向于更换为化疗方案，特别是对于有骨和软组织以外转移的病人。另外一个选择就是更换另一种内分泌治疗方案。

92. 我患有骨质疏松，是否不宜用芳香化酶抑制剂？

对于绝经后的转移性乳腺癌病人来说，芳香化酶抑制剂通常是内分泌治疗的选择，但是对于同时患有骨质疏松的女性来说就会有一些问题了。芳香化酶抑制剂对于骨质的影响是已经证实的，有可能造成骨质疏松，从而增加骨折的危险。但仅仅有骨质疏松的症状也并不代表就完全不能使用芳香化酶抑制剂，只是这类病人需要更积极地控制骨质疏松并密切随访。

在开始使用芳香化酶抑制剂治疗之前，所有病人应先做个骨密度检查，同时应该开始补充钙和维生素D。如果你一直在补充这些制剂，而骨扫描仍显示明显的骨质减少或疏松，你应该开始口服抗骨质疏松的药物。总之，医生会在治疗的过程中定期监测骨质情况。如果上面这些方法无法改善骨质减少的状况，还有一种办法就是通过一年 2～3 次静脉注射二磷酸盐等，以维持芳香化酶抑制剂的治疗。另一方面，如果你没有一些血黏稠度较高等类似血栓形成的危险因素，医生也可能会考虑更换为他莫昔芬方案。对于乳腺癌这也是一种很有效的药，并且不会增加骨质疏松的危险。如果你平常就容易摔倒，或者已经由于骨质疏松导致骨折的发生，那么完全避免使用芳香化酶抑制剂也许是一个明智的选择。

93. 静脉给药化疗的效果是否优于口服内分泌药物治疗?

内分泌治疗通常是口服药,与大多数静脉给药的化疗相比,副作用更小,但这并不代表内分泌治疗的效果就要略逊一筹。不少人认为静脉给药作用更直接,因此效果也更好。其实,这些抗癌药物通过哪种途径进入人体并不重要,重要的是进入人体后能否作用于癌细胞,从而将他们消灭。由于有些药物不能被消化系统中的血液吸收,或易被消化系中的各种酶所破坏,因此医生必须通过给予静脉注射来获得治疗效果。

94. 为何我总是有疲劳感? 如何恢复精力?

贫血是处于癌症治疗期间患者的常见问题,特别是做化疗的病人。所谓贫血,就是指血中红细胞异常降低。红细胞含有血红蛋白,担负在体内运送氧气的功能。如果红细胞降低,身体中某些部位接受不到维持其基本功能所需的氧料供给,病人就会感觉疲劳。与贫血有关的疲劳有时会使病人无以应对,严重影响了生活质量。好在现在已研发了一些有助于加速红细胞恢复的药物,这些药物可以刺激骨髓生成更多的红细胞,提高红细胞计数,以增加病人的体力,如重组人肾红细胞生成素等。

95. 大夫为何经常让我查血钙？

在癌症病人中，有 10%～20% 的人会发生血钙过高的现象，这通常与身体新陈代谢出现问题有关，有时甚至会影响到生命安全。为了避免这种情况的发生，医生会定期对病人进行血钙检测。血钙过高通常会引起下列一些症状，如：食欲不佳、恶心、身体虚弱、尿频、异常口渴、感觉慌乱并发无法集中精力、腹部疼痛以及便秘。如果血钙很高，还可引起心跳异常、肾结石，甚至意识丧失及昏迷。因此，除遵循医生的定期血液检查外，病人应关注自己的身体状况，有何相关异常及时向主管医生报告。

96. 我出现更年期综合征，如何处理？

大约有 40% 的乳腺癌病友由于乳腺癌的治疗而发生更年期相关症状，这对于正在进行化疗和/或激素治疗的绝经前女性尤其是个问题。一般认为女性雌激素及其他激素水平的降低和更年期症状有关。常见的症状有潮热、多汗、性情急躁等，应避免食用辛辣食物、禁烟酒、禁咖啡，避免使用过热的水淋浴，这些因素以及过热的天气都有可能引起或加重更年期潮热症状。

97. 我双手足有麻木感，能否消除此不适？

某些化疗药物有可能造成神经问题，如周围神经病变，这是一种周围神经损伤的病症。周围神经包括感觉神经、运动神经、自主神经，感觉神经使我们能够感知温度、疼痛、震动以及触摸。运动神经负责自主的运动，使我们可以行走并做一些类似开门的动作。自主神经控制一些无意识的或自发的功能，如呼吸、消化以及肠和膀胱的运动。如果这些周围神经受到损伤，相关的功能会受到影响。虽然化疗可以影响这些周围神经的功能，但最常见的还是由感觉神经损伤引起的手足麻木。对于身体已经存在由于某种原因导致的周围神经病变，如糖尿病，那么化疗有时会使病情更严重。周围神经病变包括以下症状：

- 手脚麻木

- 手脚灼痛感

- 书写或系扣困难

- 手持水杯困难

- 便秘

- 对冷热的感知下降

- 肌肉无力

- 听力下降或耳鸣

如果你有以上症状，应立即告知你的主管医生。如果在化疗前就有相关症状出现，医生可以开一些药减少症状的发生。这些药物通常是神经科用来治疗有癫痫和抑郁发生的病人。

建议您在家走路的时候要格外注意，家中避免铺放小块儿零散的地毯，以免绊倒。同时，家中应保持光线足够明亮，以确保行走安全。如果你开车，应确保脚对踏板的感觉。如感知有问题，还应注意淋浴和饮用水的温度，以免烫伤。

98. 我常因关节、下腰或骨痛而影响活动，如何处置？

对于大多数病人来说，疼痛可能是最难处理和应对的症状。乳腺癌骨转移会引起骨头的疼痛，并造成行走和功能上的障碍。因此，医生可能首先要通过给予止痛药对疼痛进行控制。在使用麻醉类药物止痛时人的反应灵敏度会降低，应避免开车。某些止痛药会引起便秘，为了避免大肠发生问题，医生会根据你的情况对症给予粪便软化治疗。止痛治疗的目的是使疼痛在可控的范围之内，使你不至于太难受，尽量提高生活质量。如果止痛的效果与刚开始使用时相比不太有效，告诉医生调整一下用药。

99. 何谓"临床试验"？风险大吗？

临床试验包含的内容甚广，包括预防、诊断、早期发现、治疗等诸多方面，一般您所涉及的主要是有关新药治疗的临床试验。这种临床试验又可分为三期。

Ⅰ期：也是安全试验，主要的试验设计是测试新药的安全剂量，仅需少数病例参加即可。当您已尝试各种有效的治疗方案，而您的转移病灶仍无好转趋势时，您有可能被邀请作为一名参加此试验的志愿者。少数患者可能从参加此试验获益，但多数患者并不能从中获益，因为此Ⅰ期试验是为Ⅱ期试验作准备的，当通过Ⅰ期试验确定最佳剂量之后，在Ⅱ期试验中就有可能取得肿瘤缩小之效。

Ⅱ期：此期试验设计的主要目的是明确新药杀死患者肿瘤细胞的有效性，一般须有 20～50 名患者的群体参加此试验。当您的乳腺癌用其他有效的治疗方案失败时，有可能会被推荐参加此试验。您的病灶将被仔细地测量并动态观察，以评估此药物的疗效。部分参与者能从此试验中获益。但其余的可能并不获益。

Ⅲ期：此期试验的主要目的是在Ⅱ期试验已显示此新药有效的基础上，比较其与标准治疗的优劣。此期试验常需较多的志愿者参与，且须采用随机分组研究的方法，一般常须上千病例才能得出可靠的结论。需比较其生存期、生活质量、不良反应及肿瘤的复发等。

您如被邀请参加临床试验，您必须与医师充分沟通，明确参加哪一期的临床试验。然后再作出您的决定。一般而言，参加临床试验的风险并不大。首先新药进入临床试用国家有一非常严格的审批过程，就该药的有效性、毒性及质量控制须经过一系列严格的体内、外试验，在合乎人体试用的条件后才被批准进入临床。此过程需历时多年及大量研究经费的投入，我国自主开发的一类新药甚少，其主要原因也在于此。进入临床试验的药物尤其是 I 期临床试验不但须有国家审定有资质的医疗机构才能施行，而且要有固定的专门的病床，配有专门的专业医师及相应的仪器设备等，以确保受试者的安全。另外，凡是试用的对象都有一整套远较一般临床治疗更为细致及严格的检查及观察。

100. 我如被邀参加临床试验，须作哪些进一步的了解？

为了更好地参与临床试验，建议您在作出决定前先向您的经治医师了解以下问题：

- 这次研究的目的？
- 有多少患者参加这次研究？
- 我将参与何种试验及治疗？
- 采用何种治疗途径？可能的不良反应是什么？
- 此治疗方案的利弊如何？
- 此研究历时多久？
- 我如参加，提供何种长期随访的关怀？

- 我是否须付费？医保是否可支付？

- 何时知道试验的结果？

- 您是否能告知我参与此试验能否获益？

提示：需强调的是，现今乳腺癌患者接受治疗的各种有效药物及化疗方案都是在众多前人参与的各种临床试验的基础上建立及发展起来的，世界上没有任何一种有效的药物不是始于临床试验的。我们每一个人在应用一种药物治疗疾病后而获得缓解或治愈时，都应对参与这些药物临床试验的前人们心存感激。因此，您如有幸受邀参加临床试验，实际上您也是在为医药的发展做贡献，为后人造福。

后记

　　"想再编写一本给乳腺癌病友的书"，这是一年多前徐光炜教授说过的话。作为一名从医多年的外科医生，他深感医学科普工作的重要，不仅对于疾病预防重要，对于身处疾病困扰的病人同样重要。尤其对于那些身患癌症的病人，在其漫长的治疗和康复过程中，非常需要专业人员的指导，引导他们正确面对疾病，实施科学规范的治疗和康复。

　　每一位乳腺癌病友从诊断到治疗，以至康复期的整个过程中，心中都会存有无数待解答的"问号"，而这些疑问不可能一一找医生寻求解答。这些问题不仅涉及了乳腺癌的治疗，还涉及了由乳腺癌引起的方方面面的问题。徐教授每每遇到病人向他咨询，即使是已重复解答过很多次的问题，仍然耐心地一一予以解答，而病友们这些共同的问题也更激发了他再编写一本乳腺癌科普书的愿望，一本专门针对乳腺癌病友各种疑问的科普书在这样的背景下诞生了。从 2012 年春节过后，徐教授开始了他笔耕不辍的"写作"生活，有时一写就是一天，终于，随着手写稿件堆积得越来越厚，本书也迎来了交付出版之日。

也正是在此时，听闻曾经一个号称能以"饥饿疗法"治疗乳腺癌的所谓"神医"被绳之以法，在为病友们庆幸的同时，徐教授更感作为一名医学工作者之责任重大。我们不能责怪病友们无知，我们理解在疾病困扰下"病急乱投医"的无奈，我们只感对于病人，作为医者，作为医院，我们有更多的工作需要去做。20余年前，徐光炜教授即提出了医患携手、科学抗癌的理念，并作为倡导者之一，成立了全国第一个医患结合的群众性抗癌组织——中国抗癌协会癌症康复会，让癌症病人这一特殊群体有了自己的组织，并能在专业医生的指导下科学抗癌。20多年后，这个组织不断壮大，并且由各医院成立的以各癌种病人为组织的患者俱乐部也如雨后春笋般蓬勃发展起来。

让每一位乳腺癌病友不再孤独，让每一位乳腺癌病友都能得到科学、规范、合理的治疗是我们的期望！希望本书能陪伴并指导您直面人生挑战，并祝您赢得最终的胜利！

於卉

2012 年 8 月 16 日

注：於卉，北京大学肿瘤医院院办公室，协助徐光炜教授完成本书的稿件整理、编排等工作。

致 读 者

各位亲爱的读者：

  非常感谢您对我们的信任，选择本书作为乳腺癌治疗的参考和指导。由于专业所限，我们不能保证本书涉及了乳腺癌病友在治疗疾病过程中所遇到的所有疑问，我们仅尽己所能，向您提供相关的专业指导和治疗建议，希望对您战胜疾病有所助益。同时，我们也再次强调，对于乳腺癌病人，首次治疗非常重要，建议您选择在乳腺癌治疗领域具备一定资质和水平的专业机构或专科医院作为您的诊治首选；此外，应加强与医生的沟通，选择最适合自己的个体化治疗方案。

  为了加强与读者的沟通，了解本书的不足之处，本书作者特设读者邮箱用于收集读者意见、提问和建议反馈，以利我们今后在修订本书时能更全面地服务于各位病友。

  最后，再次衷心感谢您的信任和支持！

读者邮箱：breastcarechina@sina.com

联系地址：北京市海淀区阜成路 52 号北京大学肿瘤医院
　　　　　科研楼 411 室

邮政编码：100142

让我们一起
传递关爱　传递力量　传递希望

　　为了促进乳腺癌患者之间的交流与沟通，让每一位乳腺癌姐妹不再孤独，让每一位病友在治疗和康复的过程中都能体会到来自其他病友的关爱和鼓励，感受到来自社会的温暖和力量，借本书出版之际，由中国社会工作协会防治乳腺癌专项基金发起，开展"传递关爱、传递力量、传递希望"公益活动。本次活动以征集"一个故事"、"一句话"、"一张图片"的形式开展，要求真人、真事、真情、实感。

　　一个故事：一个或温暖、或感人、或励志的故事，故事可以从患者自己的角度，也可以从家人、朋友、医生或护士的角度来讲述，展示"乳腺癌"带给我们的种种感受。

　　一句话：送给病友一句激励的话语，凝练您在挑战乳腺癌过程中的经验总结和亲身感受。

一张图片：一张乳腺癌病友的照片，或是乳腺癌病友书画等作品的照片，展现乳腺癌病友坚强、自信、积极、乐观的人生态度，传递战胜疾病的阳光心态。

在此，我们郑重向您承诺，所有征集到的作品将妥善收存，评选出的优秀作品将在中国社会工作协会防治乳腺癌专项基金网站展示，并用于其他与乳腺癌病友关爱相关的公益活动。请各位作者在投稿时对相关病情进行简要介绍，并注明联系方式。我们希望与您携手传递关爱、传递力量、传递希望！我们期待凝聚每一份爱心共同抗击乳腺癌！

投稿邮箱： breastcarechina@sina.com

联系地址： 北京市海淀区阜成路 52 号北京大学肿瘤医院
科研楼 411 室

邮政编码： 100142

■ 为您提供部分可信任的网络资源

专业学术团体：
中国抗癌协会 http://www.caca.org.cn
中国抗癌协会乳腺癌专业委员会 http://www.cbcs.cn

社会公益组织：
中国社会工作协会防治乳腺癌专项基金 http://www.cnbcf.org
中国抗癌协会癌症康复会 http://www.ccrs2010.org

国际资源：
Susan G. Komen for the Cure® http://www.komen.org